中枢神经系统感染临床诊治红宝书

张 伟 邬小萍 葛善飞 主编

U0230605

化学工业出版社

·北京·

图书在版编目（CIP）数据

中枢神经系统感染临床诊治红宝书／张伟，邬小萍，
葛善飞主编 . —北京：化学工业出版社，2020.6
　ISBN 978-7-122-36520-0

　Ⅰ.①中… 　Ⅱ.①张… ②邬… ③葛… 　Ⅲ.①中枢神
经系统疾病-感染-诊疗 　Ⅳ.①R741

中国版本图书馆 CIP 数据核字（2020）第 050473 号

责任编辑：邱飞婵　　　　　　　　　文字编辑：李　　平
责任校对：张雨彤　　　　　　　　　装帧设计：关　　飞

出版发行：化学工业出版社
　　　　　（北京市东城区青年湖南街 13 号　邮政编码 100011）
印　　　装：大厂聚鑫印刷有限责任公司
787mm×1092mm　1/32　印张 9¾　字数 216 千字
2020 年 6 月北京第 1 版第 1 次印刷

购书咨询：010-64518888
售后服务：010-64518899
网　　址：http://www.cip.com.cn
凡购买本书，如有缺损质量问题，本社销售中心负责调换。

定　　价：49.80 元　　　　　　　　　版权所有　违者必究

编写人员名单

名誉主编 谢建萍　张伦理

主　　编 张　伟　邬小萍　葛善飞

副 主 编 杨　茜　程　娜　何　颖　温金华

编　　者

南昌大学第一附属医院：

张　伟	葛善飞	张文峰	邬小萍	钟渊斌
张伦理	李　明	向天新	熊　英	黄建生
张　一	程　娜	史宇飞	杨丽霞	杨　茜
何江龙	何　颖	车媛梅	程晓宇	赖玲玲
饶　希	邹　薇	李小鹏	王　亮	徐文苑
高　莉	黄爱红	温金华	周　颖	刘　婧
刘立立	赖敏芳	孙晓春	胡雪飞	谭永明
徐建明	赵　羮	肖　昆	章　琦	黄小燕
余杰情	杜　青	高　靓	唐　斌	罗飞兵
黄超伟	吴晓蓉	方　霞	符碧琪	陈丽明
呙　阳	蓝　霞	赵黎丽	余燕青	彭毓荣
杨治芳	廖　君	杨旭丽	伍姗姗	熊　欣
程　静	严　剑	黎国庆	端　翔	江群广
陈志勇	郑增旺	唐光波	刘　洋	康秀华
程齐齐	雷　弯	傅文山		

中南大学湘雅医院： 谢建萍　刘　菲　李莎陵　黄　燕

中山大学附属第三医院： 陈达标

海军特色医学中心： 徐佳丽

前 言

中枢神经系统病毒、细菌、结核、真菌、寄生虫感染是各级医院收治的常见疾病之一，涉及内科、传染科、神经内外科、儿科、急诊科等多种学科。由于中枢神经系统感染的病原学特点及中枢神经系统解剖结构的特殊性，中枢神经系统感染具有起病急、病情凶险、容易漏诊及误诊等特点，若能早期做出正确诊断和及时医治，大多数疾病能够治愈，且随着病原学检验、检查技术的进步，及国内外中枢神经系统感染诊疗指南/专家共识的更新，对各科医师中枢神经系统感染的临床诊治水平提出了更高的要求。因此，从临床实用的角度出发，编者根据多年积攒的临床经验，从中枢神经系统感染的病原学概述、神经系统的解剖及中枢神经系统感染的途径、中枢神经系统感染临床诊断思路及鉴别诊断入手，精炼地编写了中枢神经系统病毒性感染、细菌性感染、结核性感染、真菌性感染、寄生虫性感染，抗感染药物在中枢神经系统感染中的临床应用、中枢神经系统对症及外科治疗、常用检测方法及临床意义、影像学表现及鉴别诊断等内容。本书适合内科、传染科、神经内外科、儿科、急诊科等专业的临床医师，尤其是处在学习阶段的硕/博士研究生、住院医师、主治医师临床使用，也适用于其他专科医生提高中枢神经系统感染诊疗水平。

本书编撰工作得到南昌大学第一附属医院、中南大学湘雅医院、中山大学附属第三医院、海军特色医学中心各位临床专家的大力支持和帮助，在此一并表示衷心感谢。

由于笔者水平有限，疏漏和不足在所难免，恳请广大同道和读者谅解并不吝赐教，以便在下一次修订时进一步提高和完善。

张伟　邬小萍　葛善飞
2020 年 1 月

目录

第五章 中枢神经系统细菌性感染 / 143

第六章 中枢神经系统结核性感染 / 171

第七章 中枢神经系统真菌性感染 / 189

第十一章 中枢神经系统感染常用检测方法 及临床意义 / 259

第十二章 中枢神经系统感染影像学表现 及鉴别诊断 / 273

参考文献 / 291

处方常用外文缩写表 / 298

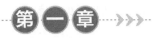

中枢神经系统感染的病原学概述

第一节　病毒学概述

一、病毒特征

1. 病毒的基本性状

（1）概念　为形态最微小，结构最简单，仅有一种类型核酸（DNA 或 RNA）的专性细胞内寄生的非细胞型微生物。

（2）形态　多数病毒呈球形或近似球形，少数为杆状、丝状、弹状、砖块状，噬菌体呈蝌蚪状。

（3）病毒的结构（由内而外）及功能

①核心：主要成分为核酸（DNA 或 RNA），病毒核酸功能为指导病毒复制、决定病毒的特性、部分核酸具有感染性。

②衣壳：为核酸外包被着的一层有规律地排列的蛋白亚单位，其功能为具有抗原性、与病毒的致病性有关、维持病毒的形状。

③ 包膜：由蛋白质、糖、脂类组成，其功能如下。

a. 维护病毒体结构的完整性，被破坏后失去感染性。

b. 辅助病毒感染。

c. 有病毒种、型特异性。

④ 刺突：为包膜表面突起的结构，是病毒基因编码的糖蛋白，其功能与病毒致病性有关。

2. 病毒增殖与遗传变异

（1）病毒增殖

① 增殖周期：指从病毒进入宿主细胞到复制释放出子代病毒的时间，包括吸附、穿入、脱壳、生物合成及组装、成熟和释放等步骤。

a. 吸附：首先病毒和宿主细胞静电结合，宿主细胞表面受体与病毒表面成分特异性结合。

b. 穿入：通过吞饮或融合方式进入宿主细胞内。

c. 脱壳：病毒体脱去蛋白质衣壳，释放或暴露核酸。

d. 生物合成：病毒利用宿主细胞内物质大量合成病毒核酸和结构蛋白。

e. 其他步骤：通过组装、成熟和释放等步骤，最后完成复制周期。

② 增殖要求：因病毒缺乏增殖所需的酶系统，只能在易感活细胞内进行增殖。

③ 增殖方式：以基因组为模板，在 DNA 聚合酶或 RNA 聚合酶等作用下复制。

④ 病毒的异常增殖与干扰现象：

a. 顿挫感染：指病毒在宿主细胞内不能合成本身成分或不能组装和释放出有感染性的病毒颗粒。

b. 缺陷病毒：指因病毒基因组不完整或因某一基因位

点改变，不能进行正常增殖，复制不出完整的有感染性的病毒颗粒。

c. 干扰现象：两种病毒感染同一细胞时，可发生一种病毒抑制另一种病毒增殖的现象。

（2）病毒的遗传变异

① 基因突变：病毒在增殖过程中常发生基因组中碱基序列的缺失、置换或插入，引起基因突变。

a. 条件致死性突变株：只能在某种条件下增殖，而在另一种条件下则不能增殖的病毒株。

b. 缺陷型干扰突变株：指因病毒基因组中的碱基缺失突变引起，其所含的核酸较正常病毒明显减少，并发生各种各样的结构重排。

c. 宿主范围突变株：指病毒基因组突变而影响了对宿主细胞的感染范围，能感染野生型病毒不能感染的细胞。

d. 耐药突变株：指病毒对针对病毒酶的药物产生了耐药性或抗药性，因病毒编码的病毒酶基因发生了改变。

② 基因重组与重配：

a. 基因重组：两种病毒感染同一宿主细胞发生基因的交换，产生具有两个亲代特征的子代病毒，并能继续增殖。

b. 基因重配：基因分节段的 RNA 病毒通过交换 RNA 节段而进行基因重组。

③ 基因整合：指病毒基因组与宿主细胞基因组的重组过程。

④ 病毒基因产物的相互作用：

a. 互补作用和加强作用：指两种病毒感染同一细胞时，其中一种病毒的基因产物促使另一种病毒增殖。

b. 表型混合与核壳转移：两株具有某些共同特征的病毒感染同一细胞时，可出现一种病毒所产生的衣壳或包膜裹在另一病毒基因组外面的现象，称为表型混合；无包膜病毒发生的表型混合称为核壳转移。

3. 病毒分类

（1）DNA病毒

① 痘病毒科：天花病毒、痘苗病毒、猴痘病毒、传染性软疣病毒等。

② 疱疹病毒科：单纯疱疹病毒Ⅰ型和Ⅱ型，水痘-带状疱疹病毒，EB病毒，巨细胞病毒，人疱疹病毒6、7、8型。

③ 腺病毒科：腺病毒。

④ 嗜肝病毒科：乙型肝炎病毒（HBV）。

⑤ 乳头多瘤空泡病毒科：乳头瘤病毒。

⑥ 小DNA病毒科：人细小病毒B19、腺病毒伴随病毒。

（2）RNA病毒

① 副黏病毒科：副流感病毒、仙台病毒、麻疹病毒、腮腺炎病毒、呼吸道合胞病毒、人偏肺病毒。

② 正黏病毒科：流感病毒甲（A）、乙（B）、丙（C）型。

③ 反转录病毒科：人类免疫缺陷病毒（HIV）、人类嗜T细胞病毒（HTLV）。

④ 小RNA病毒科：脊髓灰质炎病毒、埃可病毒、柯萨奇病毒、鼻病毒、肠道病毒70及71型。

⑤ 冠状病毒科：冠状病毒。

⑥ 沙粒病毒科：拉沙病毒、塔卡里伯病毒群（鸠宁病毒和马丘波病毒）、淋巴细胞性脉络丛脑膜炎病毒。

⑦ 弹状病毒科：狂犬病毒、水疱性口炎病毒。

⑧ 丝状病毒科：埃博拉病毒、马堡病毒。

⑨ 呼肠病毒科：轮状病毒。

⑩ 杯状病毒科：诺如病毒、札幌病毒（沙坡病毒）。

⑪ 星状病毒科：星状病毒。

（3）亚病毒

① 类病毒：为植物病毒，仅由 $250 \sim 400$ 个核苷酸组成，与人类疾病的关系不明。

② 卫星病毒：为植物病毒，单链 RNA，曾称为拟病毒。

③ 朊粒：是一种由正常宿主细胞基因编码的构象异常的朊蛋白（PrP），尚未发现核酸成分，是人和动物传染性海绵状脑病的病原体。

二、主要病原性病毒

1. 呼吸道病毒及其引起的主要疾病

呼吸道病毒及其引起的主要疾病见表 1-1。

表 1-1　呼吸道病毒及其引起的主要疾病

病毒科	病毒种类	引起的主要疾病
正黏病毒科	甲、乙、丙型流感病毒	流行性感冒
副黏病毒科	副流感病毒 1～5 型	普通感冒、支气管炎等
	麻疹病毒	麻疹
	腮腺炎病毒	流行性腮腺炎
	呼吸道合胞病毒	婴儿支气管炎、支气管肺炎
披膜病毒科	风疹病毒	风疹、先天性风疹综合征
小 RNA 病毒科	鼻病毒	急性上呼吸道感染、普通感冒
冠状病毒科	冠状病毒	普通感冒、急性上呼吸道感染
	SARS 冠状病毒	严重急性呼吸综合征（SARS）
	新型冠状病毒	COVID-19
腺病毒科	腺病毒	小儿肺炎

2. 肠道病毒及其引起的主要疾病

肠道病毒及其引起的主要疾病见表 1-2。肠道病毒的共同特征见表 1-3。

表 1-2　肠道病毒及其引起的主要疾病

病毒科	病毒种类	引起的主要疾病
小 RNA 病毒科	脊髓灰质炎病毒	脊髓灰质炎
	柯萨奇病毒	无菌性脑膜炎/脑炎、疱疹性咽峡炎、病毒性心肌炎、流行性胸痛、腹泻、肝炎等
	埃可病毒	无菌性脑膜炎/脑炎、感冒、腹泻、皮疹等
	肠道病毒 70 型	急性出血性结膜炎、无菌性脑膜炎/脑炎
	肠道病毒 71 型	无菌性脑膜炎/脑炎、手足口病

表 1-3　肠道病毒的共同特征

	特　征
形态结构	无包膜的单股正链小 RNA 病毒,衣壳为二十面体立体对称
生长特性	在易感细胞中增殖,迅速产生病变
抵抗力	对理化因素的抵抗力较强,耐酸、乙醚和去垢剂
传播途径	主要经粪-口途径传播
致病性	隐性感染较多,病毒在肠道中增殖,却引起多种肠道外感染性疾病,如无菌性脑膜炎、脊髓灰质炎、心肌炎等

3. 急性胃肠炎病毒及其致病性

急性胃肠炎病毒及其致病性见表 1-4。

表 1-4 急性胃肠炎病毒及其致病性

病毒科	病毒种类	致病性
呼肠病毒科	轮状病毒	经粪-口途径传播,也可经呼吸道传播 A组轮状病毒:引起婴幼儿重症腹泻(秋季腹泻) B组轮状病毒:引起成人腹泻,可导致暴发流行
腺病毒科	肠道腺病毒	主要经粪-口途径传播,也可经呼吸道传播 主要侵犯5岁以下小儿,引起水样腹泻,可伴有呼吸道症状
杯状病毒科	杯状病毒	主要经粪-口途径传播 诺如病毒:引起与年龄无关的急性病毒性胃肠炎暴发流行 札幌病毒:引起5岁以下小儿腹泻,临床表现类似轻型轮状病毒胃肠炎
星状病毒科	星状病毒	主要经粪-口途径传播 引起5岁以下婴幼儿腹泻,临床表现类似于轮状病毒胃肠炎,但症状较轻

4. 虫媒病毒及其引起的主要疾病

虫媒病毒及其引起的主要疾病见表 1-5。

表 1-5 虫媒病毒及其引起的主要疾病

病毒科	病毒种类	媒介	储存宿主	主要分布	引起的主要疾病
黄病毒科	森林脑炎病毒	蜱	鸟类、啮齿动物	俄罗斯、中国	森林脑炎
	登革病毒	蚊	灵长类	热带、亚热带	登革热、登革出血热
	乙型脑炎病毒	蚊	猪、鸟类	亚洲	乙型脑炎
	黄热病毒	蚊	灵长类	非洲、中美、南美	脑炎、黄热病
	墨累西谷脑炎病毒	蚊	鸟类	澳大利亚、新几内亚	墨累西谷脑炎
	圣路易斯脑炎病毒	蚊	鸟类	北美、加勒比地区	圣路易斯脑炎

病毒科	病毒种类	媒介	储存宿主	主要分布	引起的主要疾病
黄病毒科	西尼罗病毒	蚊	鸟类	非洲、欧洲、中亚、北美	西尼罗热
	阿龙山病毒	蜱		中国东北	发热和头痛
披膜病毒科	东方马脑炎病毒	蚊	马、鸟类	北美、南美、加勒比地区	东方马脑炎
	西方马脑炎病毒	蚊	马、鸟类	北美、南美	西方马脑炎
	委内瑞拉马脑炎病毒	蚊	马、驴	美洲	委内瑞拉脑炎
	辛德毕斯病毒	蚊	鸟类	非洲、澳大利亚、亚洲	发热、皮疹、关节炎
	基孔肯雅病毒	蚊	灵长类	非洲、东南亚	基孔肯雅热
布尼亚病毒科	克里米亚-刚果出血热病毒	蜱		非洲、中亚	克里米亚-刚果出血热
	立夫特山谷热病毒	蜱		非洲	立夫特山谷热
	新型布尼亚病毒	蜱		中国、朝鲜、俄罗斯、日本、斯堪的纳维亚和东欧	发热伴血小板减少综合征
	白蛉热病毒	白蛉		地中海、中东、印度	白蛉热

5. 出血热病毒及其引起的主要疾病

出血热病毒及其引起的主要疾病见表1-6。

表 1-6　出血热病毒及其引起的主要疾病

病毒科	病毒种类	媒介	主要分布	引起的主要疾病
汉坦病毒科	汉滩病毒		亚洲、欧洲、非洲、美洲	肾综合征出血热（HFRS）
	汉城病毒		全世界	HFRS
	辛诺柏病毒	啮齿动物	北美	汉坦病毒肺综合征（HPS）
	普马拉病毒		欧洲、亚洲	HFRS
	希望山病毒		北美、俄罗斯	不详
	多布拉伐病毒		巴尔干半岛	HFRS
布尼亚病毒科	克里米亚-刚果出血热病毒	蜱	非洲、中亚	克里米亚-刚果出血热
	立夫特山谷热病毒	蜱	非洲	立夫特山谷热
黄病毒科	登革病毒	蚊	热带、亚热带	登革热、登革出血热
	黄热病病毒	蚊	非洲、中美、南美	黄热病、脑炎
	基萨那森林热病毒	蜱	印度	基萨那森林热
	鄂木斯克出血热病毒	蜱	俄罗斯	鄂木斯克出血热
披膜病毒科	基孔肯雅病毒	蚊	非洲、东南亚	基孔肯雅热
沙粒病毒科	鸠宁病毒		南美	阿根廷出血热
	马丘波病毒	啮齿动物	南美	玻利维亚出血热
	拉沙病毒		非洲	拉沙热
	萨比亚病毒		南美	巴西出血热
	瓜纳里多病毒		南美	委内瑞拉出血热
丝状病毒科	埃博拉病毒	未确定	美洲、非洲	埃博拉出血热
	马堡病毒			马堡出血热

6. 人疱疹病毒及其引起的主要疾病

人疱疹病毒及其引起的主要疾病见表 1-7。

表 1-7　人疱疹病毒 (HHV) 及其引起的主要疾病

亚科	种类	潜伏部位	引起的主要疾病
α	单纯疱疹病毒 1 型 (HSV-1)，即 HHV-1	三叉神经节和颈上神经节	唇疱疹、角膜炎、脑炎/脑膜炎(原发或潜伏感染再激活)
	单纯疱疹病毒 2 型 (HSV-2)，即 HHV-2	骶神经节	生殖器疱疹(原发或潜伏感染再激活)、新生儿疱疹(围生期感染)
	水痘-带状疱疹病毒(VZV)，即 HHV-3	脊髓后根神经节或脑神经感觉神经节	水痘(原发感染)、带状疱疹(潜伏感染再激活)
β	巨细胞病毒(CMV)，即 HHV-5	分泌性腺体、肾脏、白细胞	CMV 感染(先天性感染)、间质性肺炎(原发及潜伏感染再激活)、巨细胞病毒性肝炎(潜伏感染再激活)、脑炎/脑膜炎(潜伏感染再激活)、输血后单核细胞增多症
	人疱疹病毒 6 型 (HHV-6)	淋巴组织、涎腺	婴幼儿玫瑰疹
	人疱疹病毒 7 型 (HHV-7)	涎腺	婴幼儿玫瑰疹
γ	EB 病毒(EBV)，即 HHV-4	淋巴组织、B 淋巴细胞	传染性单核细胞增多症(原发感染)、Burkitt 淋巴瘤(原发感染)、鼻咽癌
	卡波西肉瘤相关疱疹病毒(KSHV)，即 HHV-8	B 淋巴细胞、涎腺、前列腺	卡波西肉瘤

7. 人类肿瘤相关病毒

人类肿瘤相关病毒见表 1-8。

表 1-8　人类肿瘤相关病毒

病毒科	病毒种类	人类肿瘤
嗜肝病毒科	HBV	肝细胞癌
疱疹病毒科	EBV	鼻咽癌、Burkitt 淋巴瘤
	HHV-8	卡波西肉瘤
乳头多瘤空泡病毒科	HPV 某些型	乳头瘤
	HPV-16、18 型	宫颈癌
反转录病毒科	HTLV-1	成人 T 细胞白血病

8. 围生期感染相关病毒

围生期感染相关病毒见表 1-9。

表 1-9　围生期感染相关病毒

病毒	宫内感染	经产道感染	分娩后感染
风疹病毒	＋	－	罕见
HCMV	＋	＋＋	＋
HSV	＋	＋＋	＋
VZV	＋	罕见	罕见
HBV	＋	＋＋	＋
肠道病毒	＋	＋＋	＋
HIV	＋	＋＋	罕见

9. 引起中枢神经系统感染的病毒

引起中枢神经系统感染的病毒见表 1-10。

表 1-10　引起中枢神经系统感染的病毒

病毒性脑膜炎	病毒性脑炎	病毒性脊髓炎
脊髓灰质炎病毒	虫媒病毒(①甲组:东方马脑炎病毒、西方马脑炎病毒、委内瑞拉马脑炎病毒;②乙组:流行性乙型脑炎病毒、森林脑炎病毒、圣路易斯脑炎病毒、立夫特山谷热病毒;③加利福尼亚组:拉克罗斯病毒)	脊髓灰质炎病毒
柯萨奇病毒		柯萨奇病毒
肠道病毒71型及其他型		腮腺炎病毒
		单纯疱疹病毒
		带状疱疹病毒
		乙型脑炎病毒
腮腺炎病毒	肠道病毒(脊髓灰质炎病毒、柯萨奇病毒、肠道病毒71型)	圣路易斯脑炎病毒
单纯疱疹病毒		立夫特山谷热病毒
水痘-带状疱疹病毒	副黏病毒(腮腺炎病毒、麻疹病毒、风疹病毒)	
		东方马脑炎病毒
EB病毒	正黏病毒(流感病毒)	西方马脑炎病毒
腺病毒	疱疹病毒(单纯疱疹病毒、CMV、EBV)	委内瑞拉马脑炎病毒
乙脑病毒	狂犬病毒	
	天花病毒	
	牛痘苗病毒	

（张伟）

第二节　细菌学概述

一、细菌的基本性状

1. 细菌的形态

（1）球菌

① 双球菌：在 1 个平面上分裂，成对排列，如脑膜炎球菌、肺炎链球菌。

② 链球菌：在 1 个平面上分裂，黏附呈链状，如乙型溶血性链球菌。

③ 四联球菌：在 2 个互相垂直的平面上分裂，形成正方形，如四联加夫基菌。

④ 八叠球菌：在 3 个互相垂直的平面上分裂，形成立方体，如藤黄八叠球菌。

⑤ 葡萄球菌：在多个不规则平面上分裂，如金黄色葡萄球菌。

（2）杆菌

① 直杆菌：两端平齐或钝圆形，如大肠埃希菌。

② 棒状杆菌：末端膨大呈棒状，如白喉棒状杆菌。

③ 分枝杆菌：呈分枝生长趋势，如结核分枝杆菌。

④ 梭杆菌：两端尖细呈梭形，如坏死梭杆菌。

（3）螺形菌

① 弧菌：弧形或逗点状，如霍乱弧菌。

② 螺菌：菌体有数个弯曲，如鼠咬热螺菌。

③ 螺旋体：细长，有多个螺旋，如梅毒螺旋体。

2. 细菌的结构及功能

（1）细胞壁

① 维持菌体固有形态，保护细菌使其抵抗低渗环境。

② 屏障作用。

③ 参与菌体内外物质交换。

④ 革兰氏阳性菌独有的磷壁酸是重要的表面抗原。

（2）细胞膜　参与物质转运、呼吸和分泌、生物合成、细菌分裂。

（3）细胞质

① 核糖体：细菌蛋白质合成的场所。

② 质粒：染色体以外的遗传物质，质粒编码的细菌性状有菌毛、细菌素、毒素及耐药性的产生等，但质粒不是细菌生长所必需的，失去质粒的细菌仍能正常存活。

③ 胞质颗粒：多为贮藏的营养物质。

④ 中介体：多见于革兰氏阳性菌，部分细胞膜内陷、折叠、卷曲成的囊状物。

a. 细胞分裂：中介体与核质相连，细胞分裂时中介体也一分为二，各携一套核质进入子代细胞。

b. 能量代谢：扩大细胞膜面积，增加酶的含量和能量的产生，类似真核细胞线粒体，也称为拟线粒体。

（4）核质　细菌的遗传物质。

（5）特殊结构　仅为某些细菌所具有，如：

① 荚膜：与细菌毒力有关，抗干燥。

② 鞭毛：为细菌的运动器官，有较强的抗原性，与致病性相关。

③ 菌毛：普通菌毛与某些细菌的致病性相关，性菌毛能在细菌间传递 DNA。

④ 芽孢：细菌的休眠体，有很强的抵抗力，作为判断灭菌效果的指标。

3. 细菌的合成代谢产物

（1）热原质　细菌合成的一种注入人体或动物内能引起发热反应的物质。

（2）外毒素　多数革兰氏阳性菌和少数革兰氏阴性菌在生长繁殖过程中释放到菌体外蛋白质。

（3）内毒素　革兰氏阴性菌细胞壁的脂多糖，当菌体死亡崩解后释放出来。

（4）侵袭性酶　某些细菌产生的能损伤机体组织、促使细菌侵袭和扩散的酶类。

（5）色素　某些细菌在特定条件下可产生水溶性或脂溶性带有颜色的物质，用于鉴别细菌。

（6）抗生素　某些微生物代谢过程中产生的一类能抑制或杀死某些其他微生物或肿瘤细胞的物质，可作为治疗药物。

（7）细菌素　某些菌株产生的一类具有抗菌作用的蛋白质，仅对与产生菌有亲缘关系的细菌有杀伤作用，可用于细菌分型和流行病学调查。

（8）维生素　细菌合成的微量营养成分，可被人体吸收利用。

4. 细菌的遗传与变异

（1）细菌的遗传物质

① 细菌的染色体：多数细菌由一条环状双螺旋 DNA 分子组成，绝大部分遗传信息由细菌染色体携带，决定细菌的基因型。

② 质粒：是细菌染色体以外的遗传物质，是存在于细胞质中的闭合环状双链 DNA。质粒分为如下几种。

a. 致育质粒（F 质粒）：含 F 质粒的细菌有性菌毛，称为雄性菌；不含 F 质粒的细菌则无性菌毛，称雌性菌。

b. 耐药质粒（R 质粒）：以接合方式传递的为结合性质粒，不能以接合方式传递的为非接合性质粒。

c. 毒力质粒（Vi 质粒）：编码毒性多肽。

d. 细菌素质粒：编码细菌素。

e. 代谢质粒：编码某些代谢性酶类。

③ 转座因子：是一类在细菌染色体、质粒或噬菌体之间自行移动的遗传成分，可分为插入序列和转座子两类。

④ 整合子：是一种运动性的 DNA 分子，具有独特结构，可捕获和整合外源性基因，使之转变为功能性基因的表达单位。

⑤ 噬菌体基因组：也是赋予宿主菌生物学性状的遗传单位，参与细菌的遗传与变异。

（2）细菌变异

① 细菌变异现象：

a. 形态与结构变异：如细菌 L 型、H-O 变异等。

b. 毒力变异：如卡介苗（BCG）、白喉棒状杆菌产生白喉毒素等。

c. 耐药性变异：对一种或多种抗生素产生耐药性。

d. 菌落变异：如 S-R 变异。

e. 抗原性变异：沙门菌 H 抗原Ⅰ相和Ⅱ相的互相转换。

f. 酶活性变异：某种酶活性改变导致的营养缺陷型变异。

② 细菌变异机制：

a. 基因突变：遗传物质的结构发生突然而稳定的改变。

b. 基因转移与重组：

Ⅰ. 基因转移：外源性遗传物质由供体菌转入受体菌细胞内的过程。

Ⅱ. 基因重组：转移的基因在胞质中进行复制与表达，或与受体菌 DNA 整合在一起。

Ⅲ. 基因转移与重组的方式：转化（主动摄入）、接合（通过性菌毛）、转导（噬菌体为载体）、溶原性转换（噬菌体感染）、原生质体融合。

5. 细菌的耐药性

（1）抗菌药物分类及其作用机制

① 抗菌药物分类：

a. β-内酰胺类：如青霉素类、头孢菌素类、头霉素类、单环 β-内酰胺类、碳青霉烯类、β-内酰胺酶抑制药（如克拉维酸）等。

b. 大环内酯类：如红霉素、螺旋霉素、交沙霉素、罗红霉素、阿奇霉素等。

c. 氨基糖苷类：如链霉素、庆大霉素、卡那霉素、妥布霉素、阿米卡星等。

d. 四环素类：如四环素、多西环素、米诺环素等。

e. 氯霉素类：如氯霉素、甲砜霉素等。

f. 化学合成药物：如喹诺酮类（诺氟沙星、环丙沙星）、磺胺类、甲氧苄啶。

g. 抗结核药物：如利福平、异烟肼、乙胺丁醇、吡嗪酰胺等。

h. 多肽类抗生素：如多黏菌素、万古霉素、杆菌肽。

i. 抗真菌药物：如灰黄霉素、两性霉素 B、克霉唑、制霉菌素、伊曲康唑等。

j. 抗肿瘤抗生素：如丝裂霉素、放线菌素、博来霉素、多柔比星（阿霉素）等。

k. 免疫抑制剂：如环孢素。

② 抗菌药物的作用机制：

a. 干扰细菌的细胞壁合成：β-内酰胺类抗生素可与细胞膜上的青霉素结合蛋白结合，阻碍肽聚糖合成，使细胞壁合成受阻，如 β-内酰胺类、万古霉素、杆菌肽、环丝氨酸。

b. 损伤细胞膜功能：细胞膜受损、胞质外漏，细胞膜中固醇类合成受阻，细胞膜通透性增加，如两性霉素 B、制霉菌素、酮康唑。

c. 影响蛋白质合成：作用于细菌核糖体的大、小亚基，如氨基糖苷类、四环素类、氯霉素、红霉素、林可霉素。

d. 抑制核酸合成：不同药物影响细菌繁殖时 DNA 的复制或 RNA 的转录过程，如利福平、喹诺酮类、磺胺类、甲氧苄啶。

（2）细菌的耐药机制

① 概念：

a. 细菌耐药性：指细菌对抗菌药物的相对不敏感性和抵抗性，当细菌从对药物敏感状态转变为不敏感状态时，一般称其具有了耐药性。

b. 多重耐药性：细菌同时对多种作用机制不同或结构不同的抗菌药物产生耐药性的现象。

c. 交叉耐药性：细菌对某一药物产生了耐药性后，同时对另一作用机制相似的抗菌药物也产生抗药性的现象。

d. 固有耐药性：亦称细菌天然耐药性，指某些细菌对某些抗菌药物天然不敏感，与亲代遗传有关，具有种属特异性。

e. 获得耐药性：细菌自身 DNA 发生改变而导致其产生了耐药性表型，常由于基因突变或获得新基因而产生。

② 细菌耐药的遗传机制：

a. 固有耐药性：指细菌对某些抗菌药物天然不敏感，缺乏药物作用的靶位。

b. 获得耐药性：指细菌 DNA 的改变导致其获得了耐药性表型。

c. 染色体突变：染色体的某些突变可赋予细菌耐药性。

Ⅰ. R 质粒的转移：一种质粒可带数种耐药性基因群，通过细菌间接合、转化作用将耐药质粒转移到细菌群中。

Ⅱ. 转座子介导的耐药性：可在染色体中跳跃移动，实现细菌间的基因转移和交换，使结构基因产物增多，宿主细胞失去对药物的敏感性。

Ⅲ. 整合子：整合子是移动性 DNA 序列，在细菌耐药性的传播和扩散中起重要作用。

d. 多重耐药性：指细菌同时对多种作用机制不同或结构完全各异的抗菌药物具有耐药性。

③ 细菌耐药的生化机制：

a. 产生钝化酶：钝化酶由耐药菌株产生，具有破坏或灭活抗菌药物活性的作用，如 β-内酰胺酶、氨基糖苷类钝化酶、氯霉素乙酰转移酶等。

b. 药物作用靶位改变：细菌改变抗菌药物作用靶位的蛋白质结构和数量，使抗菌药失去靶点和（或）亲和力降低，使细菌对抗菌药不再敏感。

c. 抗菌药物的渗透障碍：细菌的细胞壁障碍和（或）外膜通透性发生改变，使抗菌药不能进入细菌内。

d. 主动外排机制：某些细菌外膜上有特殊的药物主动外排系统，使菌体内药物浓度不足，难以发挥抗菌作用。

e. 其他机制：有的细菌可改变自身代谢状态而逃避抗菌药物的作用，有的细菌可产生大量代谢拮抗剂来抑制抗菌药。

二、细菌的分类及致病性

1. 依据是否需要氧气分类

（1）专性需氧菌　具有完善的呼吸酶系统，仅能在有氧的条件下生长，如结核分枝杆菌、霍乱弧菌。

（2）专性厌氧菌　缺乏完善的呼吸酶系统，只能在无氧条件下进行发酵。专性厌氧菌在有氧环境中不能生长，因为缺乏氧化还原电势高的呼吸酶及缺乏分解有毒氧基团

（H_2O_2、过氧化物等）的酶。

（3）兼性厌氧菌　具有需氧呼吸和无氧发酵两种功能，可在有氧或无氧环境中生长，大多数病原菌属于兼性厌氧。

（4）微需氧菌　在低氧压（5％～6％）下生长最好，高氧浓度对其有抑制作用，如空肠弯曲菌、幽门螺杆菌。

2. 依据革兰氏染色分类

（1）革兰氏阳性有细胞壁细菌

① 球菌：

a. 葡萄球菌属：分为凝固酶阳性葡萄球菌（金黄色葡萄球菌）、凝固酶阴性葡萄球菌（表皮葡萄球菌、腐生葡萄球菌、人葡萄球菌、头葡萄球菌、溶血葡萄球菌）。

Ⅰ. 金黄色葡萄球菌所致疾病：侵袭性疾病（局灶感染：脓液黏稠；全身感染：败血症、脓毒血症）、毒素性疾病（食物中毒、中毒休克综合征、烫伤样皮肤综合征）。

Ⅱ. 凝固酶阴性葡萄球菌所致疾病：泌尿系统感染、细菌性心内膜炎、败血症、手术后及植入性器械引起的感染，易产生耐药性。

b. 链球菌属：分为溶血性链球菌和不溶血性链球菌（丙型不溶血性链球菌一般不致病，常存在于乳类和粪便中，偶尔引起感染），溶血性链球菌分为如下几种。

Ⅰ. 甲型溶血性链球菌：即草绿色链球菌，与心内膜炎和脑、肝及腹腔感染，龋齿关系密切。

Ⅱ. 乙型溶血性链球菌：与咽炎、猩红热、风湿热、肾炎、局灶皮肤及皮下组织化脓感染有关。

Ⅲ. 无乳链球菌：引起新生儿败血症、脑膜炎。

Ⅳ. 牛链球菌：引起心内膜炎、败血症。

Ⅴ. 肺炎链球菌：引起肺炎、脑膜炎、心内膜炎。

c. 肠球菌属：分为粪肠球菌、屎肠球菌、鸟肠球菌、酪黄肠球菌、坚韧肠球菌、鸡肠球菌、芒地肠球菌、恶臭肠球菌、希拉肠球菌、孤立肠球菌、棉子糖肠球菌、假鸟肠球菌、粪肠球变异株。

所致疾病：尿路感染、腹腔感染、败血症、心内膜炎。

耐药机制：耐青霉素机制（能产生特殊的青霉素结合蛋白，一般对青霉素敏感，但产生大量青霉素酶而引起耐药）、耐氨基糖苷类抗生素机制（细胞壁渗透障碍导致中度耐药，质粒介导钝化酶产生高度耐药）、耐万古霉素机制（肠球菌含有抗万古霉素基因等抗药基因）、耐磺胺类药物机制（肠球菌可利用外源叶酸，使得磺胺类药物失去抗菌作用）。

② 需氧芽孢菌：炭疽芽孢杆菌（为动物源性细菌）。

③ 兼性厌氧芽孢菌：蜡样芽孢杆菌（食物中毒、眼部感染、心内膜炎、菌血症和脑膜炎）。

④ 厌氧芽孢梭菌：

a. 破伤风梭菌：引起破伤风。

b. 产气荚膜梭菌：引起气性坏疽、软组织感染、菌血症、食物中毒、坏死性肠炎。

c. 肉毒梭菌：引起食物中毒、婴儿肉毒中毒、创伤性肉毒中毒。

d. 艰难梭菌：引起抗生素相关性腹泻、抗生素相关性假膜性肠炎。

e. 其他（如败血梭菌、诺威梭菌）：引起败血症、软组织坏死或感染。

⑤ 形态规则无芽孢杆菌：李斯特菌属（脑膜炎）。

⑥ 形态不规则无芽孢杆菌：棒状杆菌属（白喉棒状杆菌）。

⑦ 分枝杆菌：结核分枝杆菌、麻风分枝杆菌。

⑧ 放线菌：放线菌属（放线菌病）、诺卡菌属（诺卡

菌病）。

⑨ 革兰氏阳性厌氧性无芽孢菌：

a. 厌氧性无芽孢球菌：分为消化球菌属、消化链球菌属。多为条件致病菌，是口腔、肠道、女性生殖道、上呼吸道等处正常菌群，常在拔牙、手术等情况下使细菌侵入非正常寄居部位。

b. 厌氧性无芽孢杆菌，分为如下几种。

Ⅰ. 双歧杆菌属：主要寄居于肠道和牙龈下菌斑。

Ⅱ. 乳杆菌属：主要寄居于肠道和女性生殖道。

Ⅲ. 丙酸杆菌属：为皮肤正常菌群，可因外伤、手术引起皮肤软组织感染。

（2）革兰氏阴性有细胞壁细菌

① 螺旋体：密螺旋体属（梅毒）、疏螺旋体属（莱姆病）、钩端螺旋体属（钩端螺旋体病）。

② 微氧弯曲菌属：

a. 弯曲菌属（肠炎）。

b. 螺杆菌属：幽门螺杆菌（胃溃疡）。

③ 球菌：脑膜炎球菌（流行性脑脊髓膜炎）、淋病奈瑟球菌（淋病、产道感染所致新生儿淋球菌性结膜炎）。

④ 需氧杆菌：铜绿假单胞菌（肺炎、尿路感染）。

⑤ 微小杆菌（兼性厌氧菌）：

a. 鲍特菌属（百日咳）。

b. 军团菌（肺炎）。

c. 布鲁氏菌属（布鲁氏菌病）：为动物源性细菌。

d. 弗朗西丝菌属（土拉菌病）。

e. 巴斯德菌属（蜂窝织炎）。

f. 嗜血杆菌属：

Ⅰ. 流感嗜血杆菌：引起原发性化脓感染或激发感染。

Ⅱ.副流感嗜血杆菌：口腔、咽部、阴道正常菌群，偶尔引起心内膜炎、尿道炎。

Ⅲ.溶血性嗜血杆菌：鼻咽部正常菌群，很少致病。

Ⅳ.副溶血嗜血杆菌：口咽部正常菌群，偶尔引起咽炎、口腔炎、心内膜炎。

Ⅴ.嗜沫嗜血杆菌：口腔、咽部正常菌群，龈缘菌斑中常见，偶尔引起脑脓肿、心内膜炎。

Ⅵ.副嗜沫嗜血杆菌：口腔、咽部、阴道正常菌群，偶尔引起脑脓肿、甲沟炎。

Ⅶ.杜克雷嗜血杆菌：软性下疳。

Ⅷ.埃及嗜血杆菌：急性、慢性结膜炎，儿童巴西紫癜热。

⑥ 肠道及相关细菌（兼性厌氧菌）：

a.埃希菌属：大肠埃希菌，分为如下几种。

Ⅰ.肠产毒性大肠埃希菌：引起旅行者腹泻、婴幼儿腹泻。

Ⅱ.肠侵袭性大肠埃希菌：引起水样便，继以少量血便，腹痛、发热。

Ⅲ.肠致病性大肠埃希菌：引起婴幼儿腹泻，水样便、恶心、呕吐、发热。

Ⅳ.肠出血性大肠埃希菌：引起出血性结肠炎、溶血性尿毒综合征（HUS）、血小板减少性紫癜。

Ⅴ.肠集聚性大肠埃希菌：婴幼儿腹泻。

b.肠杆菌属：产气肠杆菌、阴沟肠杆菌（尿路感染）。

c.克雷伯菌属：肺炎克雷伯杆菌（肺炎、尿路感染）。

d.沙门菌属，分为如下几种。

Ⅰ.伤寒沙门菌：肠热症。

Ⅱ.甲、乙、丙型副伤寒沙门菌：肠热症。

Ⅲ．其他：肖氏沙门菌、希氏沙门菌、鼠伤寒沙门菌、猪霍乱沙门菌、肠炎沙门菌，可致胃肠炎、败血症。

e. 志贺菌属：宋氏志贺菌、福氏志贺菌、痢疾志贺菌（痢疾）、鲍氏志贺菌。

f. 变形杆菌属：奇异变形杆菌、普通变形杆菌（尿路感染）。

g. 耶尔森菌属：鼠疫耶尔森菌（鼠疫，为动物源性细菌）、小肠结肠炎耶尔森菌、假结核耶尔森菌。

h. 弧菌属，分为如下几种。

Ⅰ．霍乱弧菌：引起霍乱。

Ⅱ．副溶血性弧菌：引起胃肠炎、肠道外感染。

Ⅲ．其他：拟态弧菌、创伤弧菌、霍利斯弧菌、河弧菌、海鱼弧菌、解藻酸弧菌、梅契尼可夫弧菌，致耳、伤口、软组织和其他肠道外感染，但都不常见。

i. 枸橼酸杆菌属：费劳地枸橼酸杆菌、柯氏枸橼酸杆菌。

j. 摩根菌属：摩氏摩根菌。

k. 沙雷菌属：黏质沙雷菌。

⑦ 革兰氏阴性厌氧无芽孢杆菌：

a. 厌氧性微小无芽孢球菌：韦荣球菌属。

b. 拟杆菌属：

Ⅰ．脆弱拟杆菌。

Ⅱ．产黑色素拟杆菌：产黑色素普氏菌。

Ⅲ．不解糖拟杆菌：牙龈卟啉单胞菌、不解糖卟啉单胞菌、牙髓卟啉单胞菌。

c. 梭杆菌属：具核梭杆菌、坏死梭杆菌。

d. 普雷沃菌属：产黑色素普雷沃菌、二路普雷沃菌。

⑧ 专性胞内菌：

a. 立克次体属：

Ⅰ. 立克次体：普氏立克次体（流行性斑疹伤寒）、斑疹伤寒立克次体（地方性斑疹伤寒）、立氏立克次体（落矶山斑点热）、恙虫病东方体（恙虫病）等。

Ⅱ. 柯克斯体：Q热（为动物源性细菌）。

Ⅲ. 巴尔通体：巴尔通体病。

b. 衣原体属：

Ⅰ. 沙眼衣原体：引起沙眼、泌尿生殖道感染。

Ⅱ. 鹦鹉热衣原体：引起流产、死产、鹦鹉热、肺炎。

Ⅲ. 肺炎衣原体：引起咽炎、肺炎。

（3）无细胞壁细菌

① 支原体属（肺炎、泌尿生殖道感染），分为如下几种。

a. 肺炎支原体：引起上呼吸道感染、非典型病原体肺炎、支气管炎、肺外症状（皮疹、心血管和神经系统症状）。

b. 人型支原体：引起附睾炎、盆腔炎、产褥热。

c. 生殖支原体：引起尿道炎。

d. 发酵支原体：引起流感样疾病、肺炎。

e. 穿透支原体：协同HIV致病。

f. 解脲脲原体：引起尿道炎。

② L型细菌：细菌细胞壁的肽聚糖结构受到理化或生物因素的直接破坏或合成被抑制，细胞壁受损的细菌能够生长和分裂者。

（邬小萍）

第三节　真菌学概述

一、真菌的基本性状

1. 真菌形态

（1）单细胞真菌　呈圆形或卵圆形。

① 酵母型真菌：不产生菌丝，以出芽方式繁殖。

② 类酵母型真菌：产生假菌丝，以出芽方式繁殖。

（2）多细胞真菌　由菌丝和孢子组成。

① 菌丝：呈管状，是孢子以出芽方式繁殖时形成的。

a. 按结构分为有性菌丝和无性菌丝。

b. 按功能分为营养菌丝、气中菌丝、生殖菌丝。

② 孢子：是真菌的繁殖体，按形态可分为分生孢子、叶状孢子、孢子囊孢子。

2. 真菌与细菌的区别

（1）真菌孢子与细菌芽孢的区别　见表 1-11。

表 1-11　真菌孢子与细菌芽孢的区别

	真菌孢子	细菌芽孢
繁殖方式	是一种繁殖方式	不是繁殖方式
形成数量	一条菌丝可形成多个孢子	一个细菌只能形成一个芽孢
抵抗力	不强，60～70℃短时即死	强，短时煮沸不死
形成部位	细胞内或细胞外	细胞内
作用	是最重要的繁殖方式	不是繁殖方式，而是对营养缺乏的一种反应

（2）真菌与细菌的区别　见表 1-12。

表 1-12　真菌与细菌的区别

	真菌	细菌
细胞	真核细胞	原核细胞
细胞壁	无肽聚糖,有多糖(75%)和蛋白质(25%)	有肽聚糖
细胞膜	含胆固醇	不含胆固醇
细胞器	有	只有核糖体
细胞核	有,还有核仁、核膜	拟核,无核仁、核膜
青霉素或头孢菌素	不敏感	敏感
大小,复杂程度	比细菌大几倍或几十倍,结构复杂	小,简单

二、真菌的致病性与分类

1. 真菌的致病性

（1）致病性真菌感染　主要是一些外源性真菌的感染，可引起皮肤、皮下和深部真菌感染。

（2）条件致病性真菌感染　主要是内源性真菌感染，寄居在人体内正常菌群中的真菌，当人体免疫力下降或菌群失调时引起感染，常发生于长期使用抗生素、激素和放化疗患者。

（3）真菌性超敏反应　敏感患者吸入或食入某些菌丝或孢子时可引起各种类型的超敏反应，如荨麻疹、过敏性皮炎、哮喘等。

（4）真菌毒素中毒　食入真菌污染的食物，真菌毒素可侵害肝、肾、脑、中枢神经系统及造血组织。

（5）致肿瘤　有些真菌毒素可致癌，如黄曲霉素与肝癌有关。

2. 真菌分类

（1）按形态分类

① 酵母型/类酵母型：室温或人体组织中均为圆形或椭圆形的单细胞真菌，以出芽方式繁殖。

a. 隐球菌：酵母型。

b. 念珠菌：假丝类酵母型，包括白念珠菌、热带念珠菌、克柔念珠菌、光滑念珠菌、近平滑念珠菌、耳念珠菌等。

② 丝状真菌（亦称霉菌）：室温或入侵人体组织中均以丝状形式生长的多细胞真菌，菌丝分枝交织成团，形成菌丝体，并长有各种孢子；包括曲霉菌（烟曲霉、黄曲霉、黑曲霉、土曲霉、构巢曲霉）、毛霉菌、马尔尼菲青霉菌、皮炎外瓶霉菌、接合菌、镰刀菌（茄病镰刀菌、尖孢镰刀菌、串珠镰刀菌）等。

③ 双相型真菌：在人体组织中以酵母相或大的球形结构生长，室温下以菌丝形式生长；包括组织胞浆菌、球孢子菌、肺孢子菌、芽生菌等。

（2）深部真菌按临床类型分类

① 地方流行性真菌（均属双相型真菌）：球孢子菌（美洲）、组织胞浆菌（美洲、亚洲、非洲）、芽生菌（北美、非洲）、暗色丝孢霉菌（热带、亚热带）、青霉菌（东南亚）、孢子丝菌（巴西）、副球孢子菌（美洲）。

② 机会致病性真菌：念珠菌、曲霉菌、隐球菌、毛霉菌/接合菌、赛多孢子菌、毛孢子菌、镰刀菌、肺孢子菌。

（葛善飞）

第四节　人体寄生虫学概述

一、人体寄生虫的基本性状

1. 寄生虫的生物学

（1）共生

① 概念：两种不同的生物共同生活的现象。

② 分类：

a. 共栖：两种生物生活在一起，其中一方从共同生活中获利，另一方既不受益也不受害。

b. 互利共生：两种生物生活在一起，双方都获利。

c. 寄生：两种生物生活在一起，其中一方在共同生活中获利，另一方受害，受益方为寄生虫，受害方为宿主。

（2）寄生虫的生活史

① 定义：寄生虫完成一代生长、发育、繁殖的整个过程称为寄生虫的生活史。

② 感染阶段：每种寄生虫生活史有多个时期，寄生虫能进入人体并继续发育的时期称为感染阶段。

③ 类型：

a. 直接型：完成生活史不需要中间宿主，其虫卵或幼虫在外界发育至感染阶段，直接感染人，如蛔虫，此类蠕虫为土源性蠕虫。

b. 间接型：完成生活史需要中间宿主，其幼虫在中间宿主体内发育至感染阶段，间接感染人，如丝虫等，此类蠕虫称为生物源性蠕虫。

（3）寄生虫的分类

① 按寄生虫在人体寄生部位分类：

a. 体内寄生虫：如蛔虫等。

b. 体外寄生虫：也称暂时性寄生虫，如虱等。

② 按寄生虫对宿主的选择分类：

a. 专性寄生虫：如钩虫等。

b. 兼性寄生虫：如福氏耐格里阿米巴原虫等。

③ 机会性致病寄生虫：有些寄生虫在宿主免疫力正常时处于隐性感染状态，当宿主免疫功能低下时，虫体大量繁殖、致病能力增强，导致宿主出现临床症状，如肺孢子虫等。

（4）宿主的分类

① 终宿主：指寄生虫成虫或有性生殖阶段所寄生的宿主，如人是血吸虫的终宿主。

② 中间宿主：指寄生虫的幼虫或无性生殖阶段所寄生的宿主。如有多个，以发育先后顺序分别命名为第一中间宿主和第二中间宿主，如沼螺是华支睾吸虫的第一中间宿主，淡水鱼为其第二中间宿主。

③ 保虫宿主：有些寄生虫既可寄生于人体，也可寄生于脊椎动物，这些脊椎动物在流行病学中具有储存和保虫作用，故称保虫宿主，如感染血吸虫的牛和鼠均为血吸虫的保虫宿主。

④ 转续宿主：有些寄生虫的幼虫入侵非正常宿主后虽能存活，但不能发育为成虫，并长期保持幼虫状态，有机会入侵正常宿主时，才可继续发育为成虫，这种非正常宿主称为转续宿主。如野猪为卫氏并殖吸虫的转续宿主。

2. 寄生虫感染的流行特点

（1）寄生虫感染的特点

① 带虫者：人体感染后不出现明显的临床症状和体征。

② 慢性感染：人体感染寄生虫后没有明显的临床症状和体征，或在临床出现一些症状后，未经治疗或治疗不彻底，而逐渐转入慢性持续感染阶段。

③ 隐性感染：指人体感染寄生虫后，既没有明显的临床症状，又不易用常规方法检获病原体的一种寄生现象。

④ 多寄生现象：人体同时感染两种或以上寄生虫。

⑤ 幼虫移行症：有些动物体内寄生的蠕虫幼虫进入非正常宿主（包括人体）内，发育受阻，不能发育为成虫，但可以在人体内长期移行，破坏组织，引起疾病。

⑥ 异位寄生：有些寄生虫在常见的寄生部位以外的组织或器官内寄生。

（2）寄生虫的流行环节

① 传染源：患者、带菌者、保虫宿主。

② 传播途径：

a. 经水传播：感染性虫卵或包囊等污染的水源经口进入机体。

b. 经食物传播：感染性虫卵或包囊等污染的食物经口进入机体。

c. 经土壤传播：一些寄生虫卵（如蛔虫、鞭虫等）需在土壤中发育为感染性卵或幼虫，人因接触土壤后再经口或皮肤感染。

d. 经空气（飞沫）传播：如感染性蛲虫卵借助空气或飞沫传播。

e. 经节肢动物传播：如经节肢动物叮咬，感染期进入机体造成人体感染。

f. 经人体直接传播：如阴道毛滴虫、疥螨等通过直接接触传播。

③ 易感者：指对某种寄生虫缺乏免疫力或免疫力低下而处于易感状态的人或动物。

（3）影响寄生虫流行的因素

① 自然因素：包括地理环境和气候因素，如温度、湿度、雨量、光照等。

② 生物因素：有些寄生虫的发育需要中间宿主或节肢动物，其中间宿主或节肢动物的存在与否，决定了这些寄生虫病能否流行。

③ 社会因素：包括社会制度、经济状况、居住条件、医疗卫生、防疫保健及人的行为（生产方式和生活习惯）等。

（4）寄生虫病流行的特点

① 地方性：寄生虫病的流行常有明显的地方性，这些特点与当地的气候条件、中间宿主的存在、媒介节肢动物的地理分布、人群的生活习惯和生产方式有关。

② 季节性：由于温度、湿度、雨量、光照等气候条件对寄生虫及其中间宿主和媒介节肢动物种群数量的消长产生影响，因此，寄生虫病的流行呈现出明显的季节性。

③ 自然疫源性：有些人体寄生虫病可以在人和动物之间自然传播，这些寄生虫病称为人畜共患寄生虫病。在荒漠或原始森林地区，这些寄生虫则可经脊椎动物通过一定途径传播给人，如并殖吸虫的传播流行。

二、医学原虫的生物性状

1. 医学原虫的生活史类型

（1）人际传播型　完成生活史只需一个宿主，借接触方式或中间媒介在人群中传播。有的原虫整个生活史只有一个发育阶段，即滋养体，如阴道毛滴虫。有的原虫生活史有滋养体和包囊两个阶段，滋养体具有运动和摄食功能，为原虫的生长、发育和繁殖阶段；包囊处于静止状态，是原虫的感染阶段，如溶组织内阿米巴。

（2）循环传播型　需要一种以上的脊椎动物作为终宿主和中间宿主，其感染阶段可在二者之间进行传播，如刚地弓形虫。

（3）虫媒传播型　只有在媒介昆虫体内才能发育至感染阶段，如疟原虫和利什曼原虫。

2. 医学原虫的生理过程

（1）运动　主要由运动细胞器完成，方式有伪足运动、鞭毛运动、纤毛运动，不具备运动细胞器的原虫以扭动或滑行的方式进行运动。

（2）生殖

① 无性生殖：

a. 二分裂：细胞核先分裂为二，然后胞质分裂，最后形成两个独立的虫体。

b. 多分裂：细胞核首先进行多次分裂，达到一定数量后，细胞质再分裂，使一个虫体一次增殖为多个子代，如疟原虫红细胞内期和红细胞外期的裂体增殖。

c. 出芽生殖：母体先经过不均等的细胞分裂，产生一个或多个芽体，再分化发育成新的个体，出芽生殖可分为"内出芽"和"外出芽"两种方式。

② 有性生殖：

a. 结合生殖：两个虫体在胞口处互相连接，各自体内的核分裂并互相交换后分离，继续进行二分裂形成新个体。

b. 配子生殖：雌雄配子受精后形成合子，然后形成卵囊，个体在卵囊内形成。

（3）营养和代谢

① 摄食方式有渗透、胞饮、吞噬。

② 绝大多数为兼性厌氧生物。血液内寄生的原虫，如疟原虫则进行有氧代谢。

③ 糖的无氧酵解是原虫的主要代谢途径。

3. 医学原虫的致病特点

（1）增殖作用

① 破坏细胞：原虫只有在其生活史的某一发育阶段增殖到相当数量时，才能对宿主造成明显的损害和使其出现相应的临床症状。

② 播散作用：当虫体增殖到相当数量时，即具备了向邻近或远方组织、器官播散的潜能，从而侵犯更多的组织和器官。

（2）毒性作用 寄生原虫的分泌物、排泄物和死亡虫体的分解物对宿主均有毒性作用，可通过不同途径损伤宿主细胞、组织和器官。

（3）机会性致病 有些原虫感染免疫功能正常的个体，宿主并不出现临床症状，暂时处于隐性感染状态，但当机体抵抗力下降或免疫功能不全时，这些原虫的繁殖能力和致病力增强，患者将出现明显的临床症状。

4. 医学原虫按寄生部位分类

（1）单核吞噬系统 杜氏利什曼原虫、热带利什曼原虫、巴西利什曼原虫。

（2）血液 布氏冈比亚锥虫、布氏罗得西亚锥虫。

（3）红细胞 间日疟原虫、三日疟原虫、恶性疟原虫、卵形疟原虫。

（4）泌尿生殖道 阴道毛滴虫。

（5）口腔 口腔毛滴虫、齿龈内阿米巴。

（6）肠道 人毛滴虫、脆弱双核阿米巴、蓝氏贾第鞭毛虫、溶组织内阿米巴、哈门内阿米巴、结肠内阿米巴、布氏嗜碘阿米巴、微小内蜒阿米巴。

（7）脑 卡氏棘阿米巴、福氏耐格里阿米巴。

（8）肺泡 卡氏肺孢菌。

（9）有核细胞 刚地弓形虫。

（10）组织 人肉孢子虫。

（11）小肠黏膜上皮细胞 贝氏等孢子虫、微小隐孢子虫。

（12）结肠 结肠小袋纤毛虫。

三、人体寄生虫的分类与致病性

1. 原虫：单细胞真核生物

（1）叶足虫 具有叶状伪足。

① 溶组织内阿米巴：引起肠阿米巴病、肠外阿米巴病（阿米巴肝脓肿、阿米巴肺脓肿）。

② 致病性自生生活阿米巴：分为如下几种。

a. 耐格里属阿米巴：可引起原发性阿米巴脑膜脑炎。

b. 棘阿米巴属阿米巴：可引起肉芽肿性阿米巴脑炎、皮肤损害、角膜炎。

③ 其他消化道阿米巴：为腔道共栖原虫，包括迪斯帕内阿米巴、结肠内阿米巴、哈门内阿米巴、微小内蜒阿米巴、布氏嗜碘阿米巴、齿龈内阿米巴。

（2）鞭毛虫 以鞭毛为运动，分为如下几种。

① 杜氏利什曼原虫：引起黑热病。

② 锥虫，分为：

a. 布氏冈比亚锥虫和布氏罗得西亚锥虫：可引起睡眠病（脑膜炎、嗜睡、昏迷）。

b. 枯氏锥虫：可致急性期出现心肌炎和心内膜炎，慢性期出现心脏增大、心肌肥厚、心律失常。

③ 蓝氏贾第鞭毛虫：引起腹泻和十二指肠炎症。

④ 阴道毛滴虫：可引起泌尿道感染。

⑤ 其他毛滴虫：

a. 人毛滴虫：可引起腹泻。

b. 口腔毛滴虫：与牙周炎、牙龈炎、龋齿有关。

（3）孢子虫　分有性生殖（雌雄配子结合）和无性生殖（裂殖子和孢子增殖），分为：

① 疟原虫：包括间日疟原虫、恶性疟原虫、三日疟原虫、卵形疟原虫，引起疟疾。

② 刚地弓形虫：是一种机会性致病原虫，可侵犯脑、眼、淋巴结、心、肺和肌肉等器官，引起弓形虫病。先天性弓形虫病可造成流产、早产、畸胎或死产。获得性弓形虫病可造成淋巴结肿大、中枢神经系统及眼部感染。

③ 隐孢子虫：可引起持续性霍乱样水泻。

④ 其他孢子虫：

a. 耶氏肺孢子虫：机会性致病，引起间质性浆细胞性肺炎。

b. 肉孢子虫：引起消化道、肌肉损伤。

c. 贝氏囊等孢球虫：偶尔出现慢性腹泻，严重者出现脂肪泻甚至死亡。

d. 微孢子虫：机会性致病，可引起脑炎、肝炎、肾炎、尿道炎、角膜炎、慢性腹泻。

e. 人芽囊原虫：可引起腹泻。

f. 巴贝虫：引起红细胞溶解破坏。

（4）纤毛虫　以纤毛为运动，如结肠小袋纤毛虫（痢疾样腹泻）。

2. 蠕虫

多细胞无脊椎动物，借肌肉收缩做蠕动状运动。

（1）吸虫　有吸盘，呈叶状或舌状，分为：

① 华支睾吸虫：可引起肝吸虫病。

② 布氏姜片吸虫：可引起纳差、腹痛、腹泻。

③ 肝片形吸虫：可引起损伤型肝炎、胆管炎。

④ 并殖吸虫（肺吸虫）：包括卫氏并殖吸虫和斯氏狸殖吸虫。

⑤ 血吸虫：包括日本血吸虫、曼氏血吸虫、埃及血吸虫、间插血吸虫、湄公血吸虫、马来血吸虫。

⑥ 其他人体寄生吸虫：包括异形吸虫、棘口吸虫、徐氏拟裸茎吸虫、后睾吸虫。

（2）绦虫　扁平、带状节片，包括：

① 迭宫属：曼氏迭宫绦虫（含裂头蚴），可引起曼氏裂头蚴病。

② 裂头属：如阔节裂头绦虫。

③ 带属：

a. 链状带绦虫：也称猪带绦虫（含囊尾蚴），可引起猪带绦虫病、囊虫病。

b. 肥胖带绦虫：也称牛带绦虫，可引起牛带绦虫病。

c. 亚洲带绦虫：可引起带绦虫病。

④ 棘球属（含棘球蚴）：包括细粒棘球绦虫和多房棘球绦虫，寄生在肝、脑、肺等器官，引起压迫症状、过敏反应。

⑤ 膜壳属：

a. 微小膜壳绦虫：可引起胃肠道和神经症状。

b. 缩小膜壳绦虫：可引起消化道症状。

⑥ 假裸头属：如克氏假裸头绦虫。

⑦ 复孔属：如犬复孔绦虫，可引起消化道症状并有节片从肛门逸出。

⑧ 瑞列属：如西里伯瑞列绦虫。

（3）线虫　呈圆柱形、线状，包括：

① 蛔虫。

② 鞭虫。

③ 蛲虫。

④ 十二指肠钩虫与美洲钩虫。

⑤ 粪类圆线虫。

⑥ 旋毛虫。

⑦ 广州管圆线虫。

⑧ 铁线虫。

⑨ 丝虫：包括班氏丝虫、马来丝虫、帝汶丝虫、盘尾丝虫、罗阿丝虫、链尾丝虫、常现丝虫、奥氏丝虫。

⑩ 结膜吸吮线虫。

⑪ 其他：包括东方毛圆线虫、美丽筒线虫、棘颚口线虫、艾氏小杆线虫、兽比翼线虫、肾膨结线虫、麦地那龙线虫、肝毛细线虫、异尖线虫。

（4）棘头虫　如猪巨吻棘头虫。

① 终宿主：猪、人。

② 中间宿主为甲虫类昆虫，如天牛、金龟子等甲虫。

③ 致病：经口感染后引起肠炎。

3. 医学节肢动物

（1）医学节肢动物的主要类群　主要分 5 个纲，以昆虫纲和蛛形纲最为重要。

① 昆虫纲：虫体分为头、胸、腹3部分，如蚊、白蛉、蚋、蚋、蠓、蝇、蚤、虱、臭虫、蚤蝇、蟑螂、锥蝽等。

② 蛛形纲：虫体分头胸部、腹部2部分，或头胸腹融合成躯体，如蜘蛛、蝎子、蜱、螨［革螨、恙螨、蠕形螨（毛囊蠕形螨、皮脂蠕形螨）、疥螨、粉螨、尘螨］。

(2) 医学节肢动物传播的重要疾病

① 蚊：疟疾、丝虫、登革热、流行性乙型脑炎、西尼罗热、黄热病。

② 蝇：痢疾（细菌性痢疾、阿米巴痢疾）、脊髓灰质炎、结膜吸吮线虫病、锥虫病。

③ 白蛉：黑热病、白蛉热。

④ 蚋：盘尾丝虫病（河盲症）。

⑤ 蚋：罗阿丝虫病、荨麻疹样皮炎。

⑥ 蠓：链尾丝虫病、常现丝虫病、奥氏丝虫病。

⑦ 蚤：鼠疫、地方性斑疹伤寒。

⑧ 虱：流行性斑疹伤寒、虱传回归热。

⑨ 蚤蝇：多种肠道病。

⑩ 蜱虫：

a. 硬蜱：森林脑炎、莱姆病、兔热病、蜱传出血热（克里米亚出血热）。

b. 硬蜱/软蜱：Q热、北亚蜱传斑疹伤寒（北亚蜱媒立克次体）。

c. 软蜱：蜱传回归热。

⑪ 恙螨：恙虫病。

⑫ 革螨：流行性出血热。

（杨茜）

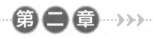

第二章 ▶▶▶

神经系统的解剖及中枢神经系统感染的途径

第一节　神经系统的解剖

一、神经系统概述

1. 神经系统

（1）神经系统组成

① 中枢神经系统：包括脑（大脑、间脑、脑干、小脑）和脊髓。

② 周围神经系统：包括脑神经、脊神经、内脏神经等。

（2）神经结构病损后出现的症状

① 缺损症状：神经结构受损时，正常功能减弱或消失，如偏瘫、偏盲。

② 刺激症状：神经结构受激惹后所引起的过度兴奋表现，如癫痫、坐骨神经痛。

③ 释放症状：高级中枢受损后，原来受其抑制的低级中枢因抑制解除而出现功能亢进，如锥体束征、手足徐动。

④ 断联休克症状：中枢神经系统局部发生急性严重损

害时，导致功能上与受损部位有密切联系的远隔部位神经功能短暂丧失，如脑休克、脊髓休克。

2. 中枢神经系统

（1）大脑半球

① 额叶：主要功能与精神、语言和随意运动有关，其主要功能分区如下。

a. 皮质运动区：支配对侧半身的随意运动。

b. 运动前区：是锥体外系的皮质中枢，与联合运动、姿势调节、共济运动有关。

c. 皮质侧视中枢：司双眼同向侧视运动。

d. 书写中枢：与书写有关。

e. 运动性语言中枢（Broca区）：管理语言运动。

f. 额叶前部：与记忆、判断、抽象思维、情感和冲动行为有关。

② 顶叶：顶叶病变主要产生皮质性感觉障碍、失用和失认症等，其主要功能分区如下。

a. 皮质感觉区：深浅感觉的皮质中枢，触觉和实体觉的皮质中枢。

b. 运用中枢：与复杂动作和劳动技巧有关。

c. 视觉性语言中枢（阅读中枢）：理解看到的文字和符号。

③ 颞叶：颞叶病变主要引起听觉、语言、记忆及精神活动障碍，其主要功能分区如下。

a. 感觉性语言中枢（Wernicke区）：与听到和写出的语言和文字有关。

b. 听觉中枢：听觉的皮质中枢。

c. 嗅觉中枢：嗅觉的皮质中枢。

d. 颞叶前部：与记忆、联想和比较等高级神经活动有关。

e. 颞叶内侧面：属边缘系统，与记忆、精神、行为和内脏功能有关。

④ 枕叶：枕叶损害主要引起视觉障碍，其病损表现及定位诊断如下。

a. 视觉中枢病变：可出现幻视、视野缺损等。

b. 优势半球纹状区周围病变：产生视觉失认。

c. 顶枕颞叶交界区病变：可出现视物变形。

⑤ 岛叶：受损后出现内脏感觉和运动障碍。

⑥ 边缘叶：受损后出现精神障碍和内脏活动障碍。

（2）内囊　是大脑皮质与脑干、脊髓联系的神经纤维通过的一个部位的名称，位于基底神经节与丘脑之间。

① 完全性内囊损害：损害内囊的全部纤维束，出现"三偏"综合征（病灶对侧偏瘫、偏身感觉障碍、偏盲），多见于脑出血及脑梗死。

② 部分性内囊损害：损害内囊的部分纤维束，出现偏瘫、偏身感觉障碍、偏盲、偏身共济失调、一侧中枢性面舌瘫或运动性失语等症状中的一到两个或更多。

（3）基底神经节　是锥体外系的中继站，与大脑皮质及小脑协同调节随意运动、肌张力和姿势反射，病变后引起运动异常（动作增多或减少）和肌张力改变（增高或降低）。其病损表现及定位诊断如下。

① 新纹状体受损：可出现肌张力减低-运动过多综合征。

a. 壳核病变：引起舞蹈样动作（不重复、无规律和无目的急骤运动）。

b. 尾状核受损：引起手足徐动症（手指、足趾的缓慢如蚯蚓蠕动样动作）。

c. 丘脑底核病变：可出现偏侧投掷运动（一侧肢体大幅度、有力的活动）。

② 旧纹状体、黑质受损：可出现肌张力增高-运动减少综合征，表现为肌张力增高、动作减少及静止性震颤。

（4）间脑　位于中脑之上，两大脑半球之间的脑组织。其主要功能分区如下。

① 上丘脑：主要为松果体（一内分泌腺）。

② 背侧丘脑：是躯体和内脏感觉冲动的整合中枢。

③ 后丘脑：是听觉传导路中最后一个中继站。

④ 底丘脑：为中脑和间脑的过渡地区。

⑤ 下丘脑：与某些激素的分泌、情绪反应、某些代谢（如水、盐、糖、脂肪等代谢）的调节和体温、心血管运动、呼吸运动的调节以及食欲、睡眠、觉醒、生物钟（或昼夜节律）等的调节均有关系。

（5）脑干　其主要功能分区如下。

① 延髓：其主要功能为控制呼吸、心跳、消化等，支配呼吸、排泄、吞咽、肠胃等活动。

② 脑桥：脑桥的白质神经纤维，通到小脑皮质，可将神经冲动自小脑一半球传至另一半球，使之发挥协调身体两侧肌肉活动的功能，对人的睡眠有调节和控制作用。

③ 中脑：是视觉与听觉的反射中枢，凡是瞳孔、眼球、肌肉等活动，均受中脑的控制。

④ 网状系统：控制觉醒、注意、睡眠等不同层次的意识状态。

（6）小脑　与控制姿势和步态、维持躯体平衡、调节肌张力、协调随意运动有关。

（7）脊髓

① 脊髓的主要功能区

a. 灰质：分为前角、后角、侧角、中央灰质。

前角：主要参与躯干和四肢的运动支配。

后角：参与感觉信息的中转。

侧角：$C_8 \sim L_2$ 侧角为脊髓交感神经中枢，支配血管、内脏及腺体的活动；$S_{2\sim4}$ 侧角为脊髓副交感神经中枢，支配膀胱、直肠和性腺。

中央灰质：主要为左右互相交叉的痛、温觉纤维及一部分触觉纤维。

b. 白质：分为上行纤维束、下行纤维束。

Ⅰ. 上行纤维束，包括以下 3 种。

薄束和楔束：传导深感觉、皮肤的精细触觉至薄束核和楔束核，进而传至大脑皮质。

脊髓小脑束：将下肢和躯干下部的深感觉信息经小脑上、下脚传至小脑皮质，与运动和姿势的调节有关。

脊髓丘脑束：是感觉传导通路的重要部分，传入后根的痛温觉、触压觉分别经侧束、前束上传至丘脑腹后外侧核，进而上传至中央后回和旁中央小叶后部进行整合。

Ⅱ. 下行纤维束，包括以下 6 种。

皮质脊髓束：支配躯干和肢体的运动。

红核脊髓束：支配屈肌的运动神经元，协调肢体运动。

前庭脊髓束：主要兴奋躯干和肢体的伸肌，以调节身体平衡。

网状脊髓束：主要参与躯干和肢体近端肌肉运动的控制。

顶盖脊髓束：兴奋对侧颈肌及抑制同侧颈肌活动，是头颈反射及视听反射的结构基础。

内侧纵束：协同眼球的运动和头颈部的运动，是眼震和头眼反射的结构基础。

② 脊髓主要节段横贯性损害的临床表现：

a. 高颈髓（$C_{1\sim4}$）：

Ⅰ. 损害平面以下各种感觉缺失。

Ⅱ. 四肢呈上运动神经元性瘫痪。

Ⅲ. 括约肌功能障碍，四肢和躯干多无汗。

Ⅳ. 常伴有枕部疼痛及头部活动受损。

b. 颈膨大（$C_5\sim T_2$）：

Ⅰ. 两上肢呈下运动神经元性瘫痪，两下肢呈上运动神经元性瘫痪。

Ⅱ. 病灶平面以下各种感觉缺失，可有肩部和上肢的放射性痛。

Ⅲ. 上肢腱反射改变（可定位）。

Ⅳ. 大小便障碍。

c. 胸髓（$T_3\sim L_2$）：

Ⅰ. $T_{4\sim5}$ 节段受损：双下肢呈上运动神经元性瘫痪，该平面以下各种感觉缺失，受损节段常伴有束带感，括约肌障碍。

Ⅱ. $T_{7\sim8}$、$T_{9\sim10}$、$T_{11\sim12}$ 节段受损：分别上、中、下腹壁反射消失。

Ⅲ. $T_{10\sim11}$ 节段受损：比弗征（支配脐水平以下腹壁肌肉的神经受损，导致患者在仰卧位抬头时由于脐水平以上腹壁肌肉收缩而脐水平以下肌肉无法收缩从而引起肚脐上移的体征）。

d. 腰膨大（$L_1\sim S_2$）：

Ⅰ. 腰膨大上段受损：神经根痛位于腹股沟区或下背部。

Ⅱ. 腰膨大下段受损：坐骨神经痛。

Ⅲ. 反射定位：$L_{2\sim4}$ 节段受损膝反射消失，病变在 $S_{1\sim2}$

则踝反射往往消失。

Ⅳ. $S_{1\sim3}$ 节段受损出现阳痿。

e. 脊髓圆锥（$S_{3\sim5}$ 和尾节）：

Ⅰ. 肛门周围和会阴部感觉缺失，呈鞍状分布，髓内病变可出现分离性感觉障碍。

Ⅱ. 肛门反射消失。

Ⅲ. 性功能障碍。

Ⅳ. 可出现真性尿失禁。

f. 马尾神经根：

Ⅰ. 下肢可有下运动神经元性瘫痪。

Ⅱ. 根性疼痛和感觉障碍位于会阴部、股部和小腿。

3. 周围神经系统

（1）脑神经　与脑相连，共 12 对。

① 嗅神经：司嗅觉。

② 视神经：司视觉。

③ 动眼神经：支配上睑提肌、上直肌、下直肌、内直肌、下斜肌及瞳孔括约肌。

④ 滑车神经：支配上斜肌。

⑤ 三叉神经：司面、鼻及口腔皮肤黏膜感觉，支配咀嚼肌。

⑥ 展神经：支配外直肌。

⑦ 面神经：支配面部表情肌、泪腺、唾液腺，司舌前 2/3 味觉及外耳道感觉。

⑧ 前庭蜗神经：司听觉及平衡觉。

⑨ 舌咽神经：司舌后 1/3 味觉、咽部感觉，支配咽肌和唾液分泌。

⑩ 迷走神经：支配咽、喉肌和胸腹内脏运动。

⑪ 副神经：支配胸锁乳突肌和斜方肌。

⑫ 舌下神经：支配舌肌。

(2) 脊神经　与脊髓相连，其病损表现如下。

① 运动障碍：支配区内的运动功能障碍。

② 感觉障碍：支配区内的感觉障碍。

③ 自主神经功能障碍：如黏膜苍白或发绀、多汗或无汗、膀胱直肠功能障碍、直立性低血压等。

(3) 自主神经　包括交感神经和副交感神经，支配心肌、平滑肌和腺体，其病损表现如下。

① 交感神经病损：可出现副交感神经功能亢进的症状，表现为瞳孔缩小、唾液分泌增加、心率减慢、血管扩张、血压降低、胃肠蠕动和消化腺分泌增加、肝糖原储存增加以增加吸收功能、膀胱与直肠收缩促进废物的排出。

② 副交感神经病损：可出现交感神经功能亢进的症状，表现为瞳孔散大、眼裂增宽、眼球突出、心率加快、内脏和皮肤血管收缩、血压升高、周围血容量增加、呼吸加快、支气管扩张、胃肠蠕动分泌功能受抑制、血糖升高等。

4. 反射

(1) 生理反射

① 深反射：亦称腱反射，指刺激肌腱、骨膜的本体感受器引起的肌肉迅速收缩反应，包括肱二头肌反射、肱三头肌反射、桡骨膜反射、膝腱反射、跟腱反射等。

② 浅反射：指刺激皮肤、黏膜及角膜引起的肌肉快速收缩反应。中枢神经系统病变及周围神经系统病变均可出现浅反射的减弱或消失。浅反射包括腹壁反射、提睾反射、跖反射、肛门反射、角膜反射和咽反射等。

(2) 病理反射　指锥体束（由额叶中央前回大锥体细胞

轴突组成）病损时，大脑失去了对脑干和脊髓的抑制作用而出现的异常反射，常与下肢腱反射亢进、浅反射消失同时存在，如巴宾斯基征和查多克征、奥本海姆征、戈登征。

5. 脑与脊髓的血管

（1）脑的血管

① 脑的动脉：

a. 颈内动脉：供应眼部和大脑半球前 3/5 部分的血液，其主要分支为眼动脉、脉络膜前动脉、后交通动脉、大脑前动脉、大脑中动脉。

b. 椎基底动脉：供应大脑半球后 2/5 部分、丘脑、脑干和小脑的血液，其主要分支为椎动脉和基底动脉。

② 脑的静脉：

a. 大脑浅静脉：收集皮质及皮质下髓质的静脉血，其中大脑上静脉注入上矢状窦，大脑中静脉注入海绵窦，大脑下静脉注入横窦。

b. 大脑深静脉：收集深部髓质、基底核、间脑、脑室脉络丛等的静脉血，各小静脉汇合成一条大脑大静脉，向后注入直窦。

（2）脊髓的血管

① 脊髓的动脉：其供应来自椎动脉的分支脊髓前动脉和脊髓后动脉、根动脉的分支根前动脉和根后动脉。

② 脊髓的静脉：主要由脊髓前静脉和脊髓后静脉引流至椎静脉丛，后者向上与延髓静脉相同。

二、脑膜与脊髓膜

中枢神经系统的表面包有三层被膜，由外向内分别为硬脑（脊）膜、蛛网膜、软脑（脊）膜。

1. 硬脑膜与硬脊膜

（1）**硬脑膜** 为紧贴于颅骨之下包被着脑的两层坚韧纤维膜，分为骨膜层（外层）和脑膜层（内层）。

（2）**硬脊膜** 上端与硬脑膜相延续，附着于枕骨大孔边缘，下端达第 2 骶椎，再往下变细包裹脊髓终丝，附着于尾骨背面；只有一层，相当于硬脑膜的脑膜层。

2. 蛛网膜

（1）蛛网膜为位于硬脑（脊）膜与软脑（脊）膜之间的一层薄而透明的膜，但其膜缺乏血管和神经。

（2）硬脑（脊）膜与蛛网膜之间存在一潜在的硬膜下腔，内含少量浆液；蛛网膜与软脑（脊）膜之间有蛛网膜下腔，内含脑脊液。

（3）脊髓蛛网膜在枕骨大孔处与脑蛛网膜相延续，向下包裹脊髓和马尾，止于第 2 骶椎。

（4）蛛网膜在硬脑膜静脉窦处还形成许多绒毛状突起，突入硬脑膜窦内，称为蛛网膜颗粒，脑脊液通过这些特殊颗粒吸收回静脉窦的血液中。

（5）蛛网膜下腔自第 1 腰椎下缘以下已无脊髓，仅有马尾，是腰椎穿刺的理想位点。

3. 软脑膜与软脊膜

（1）软脑膜贴附于脑和脊髓表面并与其紧密结合，不易分开，其内血供丰富，随血管伸入到脑实质内。

（2）部分血管膜突入脑室内产生折叠，形成脉络丛，分布于侧脑室、第三脑室和第四脑室。

（3）脉络丛的室管膜上皮具有分泌脑脊液的功能，是产生脑脊液的主要结构。

（4）软脊膜较厚，血管较之少，在脊髓的下端向下构成终丝。

三、脑脊液及其产生循环

1. 脑脊液概述

（1）脑脊液是存在于脑室和蛛网膜下腔的一种无色透明的液体，成人脑脊液总量 90～150mL，平均约 120mL，其中约 1/4 脑脊液位于脑室内，脑蛛网膜下腔约含 1/6～1/5（25～30mL），椎管蛛网膜下腔约含 70～75mL。

（2）容积固定的颅腔和椎管内包含脑和脊髓、脑脊液、血液三种成分，任一个出现容量变化，脑脊液压力都会相应的升高或降低。

2. 脑脊液的产生及循环

（1）脑脊液的产区　主要为各脑室的脉络丛分泌（约70%），其余由软脑（脊）膜、蛛网膜的毛细血管床产生。

（2）脑脊液每日产生总量　约 600～700mL，每 6～8h 可更新一次，每日可更新 4～5 次。其中，脑室脉络丛分泌脑脊液的速度为 0.3～0.4mL/min，每日分泌量约为 400～500mL。

（3）脉络丛的微绒毛犹如向蛛网膜下腔单向开放的瓣膜，毛细管内的压力增高时，可促使水和蛋白质分子进入蛛网膜下腔，而当蛛网膜下腔压力升高时，液体并不会发生倒流。

（4）脑脊液循环

① 左右侧脑室脉络丛产生的脑脊液，经左、右室间孔流入第三脑室，与第三脑室脉络丛生成的脑脊液一起，经中脑导水管流入第四脑室，再与第四脑室脉络丛产生的脑脊液一起经正中孔和两个外侧孔流出脑室达蛛网膜下腔，致使整

个脑、脊髓、神经根等浸泡在脑脊液中。

② 脑脊液沿蛛网膜下腔流向大脑背面，最后通过蛛网膜颗粒渗透入上矢状窦内静脉（脑脊液回流的主要途径）。

③ 尚有少量脑脊液经脑膜和周围的淋巴管吸收。

四、血-脑-脊液屏障

1. 概念

血-脑-脊液屏障是血液与脑组织之间的屏障，可限制物质在血液和脑组织之间的自由交换，这种屏障不是绝对的，具有选择性，只阻挡染料、蛋白质和某些药物等的大分子物质通过，而不阻挡水、葡萄糖、氨基酸和电解质等自由通过此屏障。

2. 血-脑-脊液屏障结构

（1）血-脑屏障 是血液与神经元之间数种结构的联合体，包括无窗孔的脑毛细血管内皮、基膜、胶质膜。

（2）血-脑脊液屏障 由脉络丛部的有窗孔的毛细血管内皮、不连续的基膜、脉络丛的上皮紧密连接共同构成。

（3）脑脊液-脑屏障 在脑脊液与脑和脊髓细胞外液之间，由脑室的室管膜上皮、覆盖脑表面的软脑膜、胶质膜组成。

（4）无脑屏障的脑区

① 包括第四脑室底下角处的左后区、下丘脑正中隆起、穹隆下器、（后）连合下器、终板血管器、松果体、神经垂体等。

② 该脑区的神经元大多特化为神经分泌细胞，并与毛细血管直接接触。

③ 该脑区的内皮细胞具有窗孔，内皮细胞间也无紧密连

接，留有间隙，但有丰富的吞饮小泡，主动转运十分活跃。

3. 血-脑屏障通透性改变的病理状态

（1）炎症　见于脑膜炎、脑脓肿、可卡因等致脑血管内皮细胞受损。

（2）脑水肿　分为如下几种。

① 血管源性脑水肿：见于脑梗死、脑肿瘤、脑外伤、脑膜脑炎致血管内皮细胞肿胀和细胞间紧密结合松开。

② 细胞毒性脑水肿：见于心脏骤停和水中毒等致细胞膜严重缺氧后钠泵功能障碍，钠水进入各种类型细胞（包括神经元、神经胶质细胞和血管内皮细胞），细胞均肿胀。

③ 间质性脑水肿：见于脑脊液吸收障碍导致脑室内水分增多，继而引起水向脑细胞间液移动，此时脑毛细血管的通透性也正常。

（3）破坏性或增生性损害　见于有机溶剂、眼镜蛇毒素、肝胆酸、脑肿瘤等表面活性物质可致脑毛细血管内皮的屏障损害，但可逆。

（张文峰）

第二节　中枢神经系统感染的途径

一、致中枢神经系统感染的病原体

1. 致急性脑膜炎的病原体

（1）病毒　非脊髓灰质炎肠道病毒（柯萨奇病毒、埃可病毒、肠道病毒 70 和 71 型）、流行性腮腺炎病毒、淋巴细胞性脉络丛脑膜炎病毒、疱疹病毒（单纯疱疹病毒、人疱疹病毒6型、巨细胞病毒、EB病毒）、虫媒病毒（圣路易斯脑炎病毒等）、HIV。

（2）细菌　脑膜炎球菌、肺炎链球菌、流感嗜血杆菌、单核细胞性李斯特菌、B族链球菌、革兰氏阴性需氧杆菌（克雷伯菌属、大肠埃希菌、黏质沙雷菌、沙门菌属）、葡萄球菌（金黄色葡萄球菌、表皮葡萄球菌）、其他细菌（诺卡菌、痤疮棒状杆菌）。

（3）螺旋体　梅毒螺旋体、伯氏疏螺旋体。

（4）寄生虫　阿米巴原虫（耐格里属阿米巴和棘阿米巴属）、广州管圆线虫。

2. 致急性脑炎的病原体

（1）病毒

① 直接感染脑炎的相关病毒：披膜病毒科甲病毒属（东方马脑炎病毒、西方马脑炎病毒、委内瑞拉马脑炎病毒）、黄病毒科（圣路易斯脑炎病毒、墨累西谷脑炎病毒、西尼罗病毒、日本脑炎病毒、登革病毒、森林脑炎病毒）、布尼亚病毒科（加利福尼亚脑炎病毒、白蛉热病毒）、副黏病毒科（腮腺炎病毒、麻疹病毒）、沙粒病毒科（淋巴细胞性脉络丛脑膜炎病毒、拉沙病毒、鸠宁病毒和马丘波病毒）、小RNA病毒科（脊髓灰质炎病毒、柯萨奇病毒、埃可病毒）、科罗拉多蜱咬热病毒、丝状病毒科（埃博拉病毒、马堡病毒）、HIV、疱疹病毒（单纯疱疹病毒、人疱疹病毒6型、巨细胞病毒、EB病毒）、腺病毒。

② 感染后脑炎的相关病毒：风疹病毒、流感病毒、副黏病毒科（腮腺炎病毒、麻疹病毒）、牛痘病毒、水痘-带状疱疹病毒、EB病毒。

（2）非病毒性因素　布鲁氏菌、李斯特菌、伯氏疏螺旋体、钩端螺旋体、梅毒（脑膜血管型）、诺卡放线菌、支原体、结核杆菌、立氏立克次体、斑疹伤寒立克次体、隐球菌、组织胞浆菌、耐格里属阿米巴、棘阿米巴、弓形虫、恶性疟原虫、锥虫、药物反应等。

3. 致亚急性脑膜炎的病原体

感染性因素如结核杆菌、金黄色葡萄球菌及革兰氏阴性菌（克雷伯菌属、大肠埃希菌、黏质沙雷菌、沙门菌属）、真菌（隐球菌、念珠菌、球孢子菌、组织胞浆菌）、梅毒螺旋体、寄生虫（猪囊尾蚴病）。

4. 致脑脓肿的病原体

（1）细菌

① 无芽孢厌氧菌：革兰氏阴性菌（脆弱拟杆菌及梭状杆菌、小韦荣球菌、不典型韦荣球菌、特殊韦荣球菌）、革兰氏阳性菌（消化链球菌）。

② 需氧菌：金黄色葡萄球菌、链球菌。

（2）真菌 隐球菌、放线菌。

（3）寄生虫 溶组织内阿米巴。

5. 致硬脑膜下脓肿的病原体

需氧或厌氧链球菌、葡萄球菌、肺炎链球菌、流感嗜血杆菌、脆弱拟杆菌。

二、中枢神经系统感染的病原体侵入途径

1. 脑膜炎的病原体侵入途径

（1）细菌

① 呼吸道：脑膜炎球菌、肺炎链球菌、流感嗜血杆菌寄居鼻咽黏膜或进入肺部后入血，进一步侵入脑膜。

② 筛窦：致筛窦炎的病原体通过神经鞘或血栓性静脉炎感染脑膜，或脑脊液鼻漏患者的鼻部细菌经由筛窦上行感染脑膜。

③ 其他途径：

a. 心内膜炎：细菌栓子可脱落随血流播散到脑膜。

b. 结核杆菌引起的肠结核、腹膜结核、生殖道结核、骨关节结核等局灶中的结核杆菌可以播散到脑膜。

④ 神经系统外伤及畸形：

a. 颅脑外伤：病原体可直接侵入脑膜。

b. 先天畸形（脑脊膜膨出、脑膜皮样窦道、椎管畸形等）：病原体可经薄弱处侵入脑膜。

⑤ 细菌突破血-脑屏障：细菌到达脑膜，还需越过血-脑屏障。细菌在血流中繁殖时或抗感染后细菌溶解释放大量活性产物（如细胞壁、内毒素、磷壁酸）等，刺激内皮细胞生成 TNF-α 和 IL-1，刺激内皮细胞上的白细胞黏附因子和白细胞膜上的黏附受体活化，一旦中性粒细胞黏附在脑血管内皮细胞上，可使血-脑屏障通透性增加。

入侵病原体通过血-脑屏障后，由于脑脊液中缺乏足够的防御系统（如中性粒细胞的吞噬作用，补体的溶菌作用，调理作用和特异性抗体），细菌在脑脊液中迅速繁殖，革兰氏阳性菌释放细胞壁和革兰氏阴性菌释放内毒素后均可使蛛网膜下腔发生炎症，从而引起颅内压增高，最终形成中枢神经系统感染。

（2）真菌　如隐球菌等大多感染肺部，但不一定全都引起肺部感染，由肺部进入血管，侵犯脑膜。

（3）病毒

① 病毒通过呼吸道、胃肠道（表面覆盖一层 IgA 中和病毒）进入血流后形成第 1 次病毒血症，病毒在淋巴组织和

单核吞噬细胞内进一步增殖后形成第 2 次病毒血症,然后通过血-脑屏障侵入中枢神经系统。

② 通过血-脑屏障的途径:

a. 大多数病毒直接穿过脑毛细血管内皮细胞。

b. 有些病毒先感染脑毛细血管内皮细胞,后感染相邻的胶质和神经细胞。

c. 有些病毒先感染胶质细胞,但不累及内皮细胞。

d. 有些病毒可通过被感染的白细胞携带入中枢神经系统。

e. 流行性腮腺炎病毒通过脉络丛上皮进入。

f. 脊髓灰质炎病毒可沿外周神经扩散侵犯中枢神经系统。

③ 在脑脊液炎症形成后,血-脑屏障通透性增高,血清蛋白(包括免疫球蛋白)及免疫细胞进入脑脊液。

2. 脑脓肿的病原体侵入途径

(1) 局部侵入

① 耳部:中耳炎蔓延至颞叶的硬脑膜、蛛网膜到达脑组织,先引起局灶性化脓性脑膜炎,后中央坏死形成脓肿。

② 鼻部:鼻腔感染引起鼻腔窦壁破坏,继而向颅内蔓延。

③ 颅脑损伤局部入侵:开放性颅脑损伤中骨碎片、头发、衣帽碎屑、金属异物等进入脑组织。

(2) 血源性

① 由远隔的感染部位经动脉栓子传入或经静脉逆行入颅内。

② 全身感染灶:

a. 呼吸道:如肺脓肿、慢性脓胸、慢性支气管炎伴支气管扩张、肺癌继发感染等。

b. 其他：如细菌性心内膜炎、各种原因的败血症、化脓性胆囊炎、肝脓肿、膈下脓肿、泌尿道感染、脊柱裂的激发感染、盆腔炎、盆腔脓肿、化脓性扁桃体炎、牙髓炎、食管感染、阑尾感染、软组织感染（尤其面部疖痈及化脓性骨髓炎）等均可通过血流抵达脑部。

3. 硬脑膜下脓肿的病原体侵入途径

可通过鼻窦、中耳及乳突部、血流、外伤等途径侵入。

4. 硬脑膜外脓肿的病原体侵入途径

多因邻近感染灶的直接蔓延或由于开颅术后或损伤引起的局部颅骨骨髓炎所致。

5. 颅内化脓性血栓性静脉炎的病原体侵入途径

常由鼻窦炎、中耳炎、乳突炎、面部或口咽部感染蔓延所致，先在静脉内或静脉窦内繁殖，不断向邻近血管播散，化脓性栓子造成局部静脉出血、坏死，引起硬脑膜外脓肿、硬脑膜下积脓、脑膜炎或脑脓肿。

（钟渊斌）

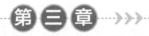

第三章 >>>

中枢神经系统感染临床诊治思路及鉴别诊断

第一节　中枢神经系统感染临床诊治思路

一、中枢神经系统感染概述

1. 中枢神经系统感染

中枢神经系统感染是由病原体侵犯脑及脊髓而引起。

2. 临床类型

（1）按部位分类

① 脑炎（侵犯脑实质）。

② 脑膜炎（侵犯软脑膜）。

③ 脑脊髓膜炎。

④ 硬膜外脓肿。

⑤ 硬膜下脓肿。

⑥ 混合型。

（2）按起病形式分类

① 急性：化脓性脑膜炎、病毒性脑膜炎等。

② 亚急性：单纯疱疹性脑炎、散发性脑炎等。

③ 慢性：结核性脑膜炎、新型隐球菌性脑膜炎。

（3）按炎症类型分类

① 弥漫型。

② 脓肿型。

③ 肉芽肿型。

（4）按流行特征分类

① 流行性。

② 散发性。

（5）按病原体种类分类

① 病毒性。

② 细菌性。

③ 真菌性。

④ 寄生虫性。

3. 流行病学特点

（1）年龄

① 早产儿至＜1月龄：B 族链球菌 49％，大肠埃希菌 18％，李斯特菌 7％，其他革兰氏阴性菌 10％，其他革兰氏阳性菌 10％。

② 婴幼儿（3 个月至 3 岁）：以流感嗜血杆菌脑膜炎为多见，其中 5～9 个月婴儿占 70％，成人患者罕见。

③ 1 月龄至 50 岁：病原菌以肺炎球菌、脑膜炎球菌多见；流感嗜血杆菌少见；李斯特菌罕见于青年人和免疫功能正常者。

④ ＞50 岁、嗜酒者、有严重基础疾病者或细胞免疫功能受损者：肺炎球菌、李斯特菌、革兰氏阴性杆菌。

⑤ 流行性脑脊髓膜炎各年龄组均可发生，但 6 个月以

下的婴儿发病率极低，小儿患者多于成人。

（2）季节

① 冬春季：流行性脑脊髓膜炎、流感嗜血杆菌脑膜炎。

② 夏秋季：以肠道病毒性脑膜炎为多见；流行性乙型脑炎的发病高峰期为 7 月下旬至 8 月上旬。

③ 全年发病：肺性脑病、结核性脑膜炎、真菌性脑炎。

（3）家族中发病情况 二人同时发病多为流行性脑脊髓膜炎及流感嗜血杆菌脑膜炎。

（4）动物接触

① 养鸽及接触鸽粪者与隐球菌性脑膜炎有关。

② 饲养田鼠或小白鼠者可感染淋巴细胞性脉络丛脑膜炎（淋巴细胞性脉络丛脑膜炎病毒）。

二、中枢神经系统感染的病因

警惕可能导致死亡的急性头痛病因（如脑血管意外、脑疝），致死性的头痛在诊疗过程中必须首先排除。

1. 脑炎

病因主要为病毒。如乙脑病毒、森林脑炎病毒、单纯疱疹病毒、巨细胞病毒、肠道病毒、腮腺炎病毒、狂犬病毒及慢病毒（HIV、JC 病毒、朊粒）等。

2. 脑膜炎

（1）细菌性 如脑膜炎球菌、肺炎球菌、流感嗜血杆菌、大肠埃希菌与葡萄球菌等。

（2）病毒性 如腮腺炎病毒、肠道病毒、疱疹病毒、虫媒病毒、HIV 等。

（3）结核性 如结核杆菌。

（4）真菌性 如隐球菌、白念珠菌、曲霉菌。

（5）寄生虫　如疟原虫、阿米巴、弓形虫。

（6）螺旋体　如钩端螺旋体。

三、中枢神经系统感染的临床表现

1. 全身症状

（1）化脓性脑膜炎　起病急骤，高热伴畏寒、寒战、全身酸痛等毒血症症状，部分婴儿及少数成人可有呕吐、腹泻等胃肠道症状，精神萎靡、嗜睡、烦躁等。流行性脑脊髓膜炎可有皮肤瘀斑。

（2）非化脓性脑膜炎

① 病毒性脑膜炎：起病急骤，全身毒血症症状和恶心、呕吐及淡漠、嗜睡等。

② 结核性脑膜炎：起病大多缓慢，伴结核中毒症状。

③ 隐球菌性脑膜炎：起病以亚急性者为多，低热为主，起病重，呈持续性。

2. 神经系统症状

（1）颅内压增高

① 头痛（病毒性或化脓性脑膜炎/脑炎有确定痛的时间，而结核性/隐球菌性脑膜炎都不能确定时间）、恶心、喷射性呕吐、视乳头水肿、视物模糊、意识障碍及抽搐等，幼儿可见前囟饱满。

② 生命体征改变：早期血压代偿性升高（尤应注意，为了维持脑和延髓的血流），晚期血压下降；缓脉；呼吸不规则、叹息样呼吸或呼吸停止。

③ 脑疝：a. 小脑幕裂孔疝：两侧瞳孔不等大，脑疝衰竭期，两侧瞳孔均扩大，对光反射消失；b. 枕骨大孔疝：瞳孔缩小、呼吸抑制、血压先升后降。

（2）脑膜刺激征　颈项强直、克尼格征及布鲁津斯基征阳性。

（3）脑实质炎症表现

① 皮质的病变：可引起意识障碍、精神症状。

② 运动通路的改变：表现为惊厥、瘫痪。

③ 神经反射的改变：腹壁反射、提睾反射等浅反射消失，膝反射亢进及踝阵挛等。巴宾斯基征阳性。

④ 严重的脑实质损害可使脑水肿加剧，引起脑疝。

（4）意识障碍

① 意识模糊：定向力下降。

② 嗜睡：患者陷入持续的睡眠状态，可被唤醒，并能正确回答和做出各种反应，但当刺激去除后很快又再入睡。

③ 昏睡：较难唤醒，醒后不能准确回答，反应迟钝。

④ 昏迷：意识丧失，对外界刺激无意识反应，并引起运动、感觉和反射功能的障碍，大小便失禁。

⑤ 谵妄：以兴奋性增高为主的意识模糊、定向力丧失、感觉错乱、躁动不安、言语混乱。

3. 体征

（1）皮疹

① 皮肤黏膜瘀点、瘀斑是流行性脑脊髓膜炎的特异性表现。

② 其他病原菌化脓性脑膜炎、结核性脑膜炎、隐球菌性脑膜炎及病毒性脑膜炎均无皮肤瘀点、瘀斑。

（2）脑膜刺激征　颈项强直、克尼格征及布鲁津斯基征阳性。

（3）病理反射征　巴宾斯基征、奥本海姆征、查多克征等。

（4）脑神经损害体征

① 化脓性脑膜炎形成脓肿时：可出现局限性定位性神经损害的体征，如偏盲、偏瘫、吞咽困难等。

② 结核性脑膜炎：因颅神经粘连而出现口角歪斜、双侧眼裂不对称、呛咳等。

四、中枢神经系统感染的诊断要点

1. 病史

起病时间、起病缓急、部位与范围、性质、程度、意识状态、加重或缓解因素、诊治经过、既往史。

2. 体征

（1）注意把握一些常见病的特征表现　如流行性脑脊髓膜炎：皮肤黏膜瘀点、瘀斑。

（2）瞳孔大小

① 双侧瞳孔缩小常见于吗啡中毒、有机磷中毒、脑桥出血。

② 双侧瞳孔散大常见于阿托品中毒、盐酸消旋山莨菪碱中毒、多巴胺中毒、盐酸多塞平中毒、中脑受损。

③ 双侧瞳孔大小不等常见于急性颅内高压导致的小脑幕切迹疝。

（3）瞳孔对光反射　与昏迷程度呈正比，双侧瞳孔散大且对光反射消失，说明病情危重。

3. 伴随症状

（1）剧烈呕吐　颅内高压表现。

（2）慢性头痛突然加剧　可能为脑疝。

（3）脑膜刺激征　脑膜炎。

（4）癫痫发作　脑神经损害。

（5）皮肤瘀点、瘀斑　流行性脑脊髓膜炎、出血热、DIC。

4. 辅助检查

（1）白细胞（WBC）

① 化脓性脑膜炎：WBC（20～30）×10^9/L，中性粒细胞90%；若入院考虑病毒性脑膜炎，在未抗感染情况下脑脊液中WBC升高需注意化脓性脑膜炎可能，同时需排除隐球菌性脑膜炎及结核性脑膜炎。

② 结核、真菌、大多数病毒感染：WBC不增高，但乙型脑炎及森林脑炎WBC达（10～20）×10^9/L，中性粒细胞80%以上。

③ 利用白细胞计数及分类，可将疾病局限到白细胞增高及不增高的两大类中。

（2）脑脊液（CSF）检查　对颅内压高的患者，腰椎穿刺要慎重，以免引起脑疝，必要时先脱水。

① 颜色：

a. 正常为无色，但结核性脑膜炎和病毒性脑膜炎也常呈无色透明外观。

b. 红色：穿刺损伤、蛛网膜下腔出血、中枢神经系统感染相关性血管炎等。

c. 黄色：陈旧性出血、椎管梗阻、瘀滞、黄疸等。

d. 白色：化脓性脑膜炎患者CSF中白细胞增多所致。

e. 绿色：铜绿假单胞菌、肺炎链球菌引起。

f. 褐色或黑色：见于脑膜黑色素瘤。

② 透明度：

a. 正常为清晰透明。

b. 病理性微浊：WBC＞$300×10^6$/L、蛋白增加、细菌生长等。

c. 结核性脑膜炎呈毛玻璃样浑浊。

③ 凝固性：

a. 正常放置 24h 无薄膜及凝块。

b. CSF 中蛋白＞10g/L 时即出现凝固。

c. 化脓性脑膜炎患者 CSF 采集后 1～2h 出现凝固（纤维蛋白原及细胞数增多）。

d. 结核性脑膜炎患者 CSF 放置 12～24h 后可形成薄膜。

④ CSF 中 WBC 升高的临床意义：正常 CSF 中 WBC 为 $(0～10)×10^6/L$。

a. 中枢神经系统感染：化脓性脑膜炎时白细胞数明显增加，以中性粒细胞为主；结核性脑膜炎时白细胞数中度增加，可见中性粒细胞、浆细胞、淋巴细胞；病毒性脑膜炎、隐球菌性脑膜炎时白细胞数轻度增加，以淋巴细胞为主。

b. 脑室及蛛网膜下腔出血：呈血性，可见红细胞（RBC）明显增加及各种 WBC，WBC 中以中性粒细胞为主。

c. 中枢神经系统肿瘤：白细胞数轻度增加，以淋巴细胞为主。

d. 脑寄生虫病：白细胞数可升高，以嗜酸性粒细胞为主。

⑤ CSF 中蛋白质含量增加的临床意义：

a. 血-脑屏障通透性增加：如中枢神经系统感染、出血、内分泌或代谢性疾病（糖尿病、甲状腺功能减退症、尿毒症等）、药物中毒等。

b. 神经系统内免疫球蛋白合成增加：如多发性硬化症、神经性梅毒、急性硬化性全脑炎。

c. 脑脊液循环障碍：如椎管内阻塞、脑肿瘤等。

d. 免疫球蛋白增加伴血-脑屏障通透性增加：如吉兰-巴

雷综合征、慢性炎性脱髓鞘性多发性神经根神经病、胶原血管性疾病。

e. 出血性疾病以白蛋白升高为主，而感染性疾病以球蛋白升高为主。

⑥ CSF 中氯化物含量降低的临床意义：为维持唐南（Donnan）平衡，CSF 中蛋白含量越高，氯化物含量下降越明显。氯化物含量受血氯、CSF 中蛋白质含量、血-脑屏障通透性等影响。

a. 结核性脑膜炎：氯化物含量显著降低，可低于102mmol/L。

b. 化脓性脑膜炎：氯化物含量下降不明显，多在 102～116mmol/L。

c. 病毒性脑膜炎：氯化物含量多无变化。

d. 非中枢神经系统疾病：如呕吐、腹泻、脱水等使血氯下降，CSF 中氯化物含量也可减少。

⑦ CSF 中葡萄糖含量降低的临床意义：

a. 最好在禁食 4h 后做。当 CSF 中葡萄糖含量 <2.25mmol/L 或 CSF/血葡萄糖比 <2/3 为降低。化脓性脑膜炎患者 CSF 中葡萄糖含量下降明显，病毒性脑膜炎患者只轻度减少；其他一些疾病，如脑膜肿瘤、风湿性脑膜炎、梅毒性脑膜炎患者 CSF 中葡萄糖含量均有不同程度的减少。

b. 可引起脑脊液葡萄糖含量降低的疾病有：病毒性脑膜炎（偶可出现葡萄糖含量降低，如流行性腮腺炎病毒所致脑膜炎）；急性细菌性脑膜炎、急性梅毒性脑膜炎、结核性脑膜炎；真菌性脑膜炎；脑囊虫病、脑旋毛虫病、阿米巴性脑膜炎；药物性脑膜炎；化学性脑膜炎（直接鞘内注射）；低血糖；狼疮性脊髓病、类风湿脑膜炎；癌性脑膜炎；蛛网膜下腔出血。

⑧ 常见中枢神经系统感染 CSF 表现见表 3-1（应在腰椎穿刺前进行中枢神经系统影像学检查，最常用 CT 平扫）：

a. 常规：外观、透明度、薄膜实验、潘氏试验、细胞总数、白细胞数、多个核分类、单个核分类。

b. 生化：蛋白质、葡萄糖、氯化物、乳酸脱氢酶、腺苷脱氨酶。

c. 病原学检查：脑脊液三大染色（G 染色、抗酸染色、墨汁染色）、培养＋药敏试验（尤其低毒力菌、不典型菌）、高通量测序。［正常 CSF 含氯化物（Cl，120～130mmol/L）、葡萄糖（Glo，2.5～4.4mmol/L）、蛋白质（Pro，0.2～0.45g/L。）］

表 3-1　常见中枢神经系统感染 CSF 表现

疾病	压力	外观	WBC	蛋白质 /(g/L)	葡萄糖	氯化物
化脓性脑膜炎（未治）	↑↑↑	浑浊、脓样	＞1000×10^6/L，中性粒细胞为主	＞1	↓↓	↓
部分治疗性化脓性脑膜炎	↑↑	浑浊、脓样	＞100×10^6/L，淋巴细胞为主	升高或正常	↓	↓
结核性脑膜炎	↑↑	微浊	＜1000×10^6/L，单核淋巴细胞为主	1～5	↓	↓↓
病毒性脑膜炎	正常或↑	清亮	＜100×10^6/L，淋巴细胞为主，早期可有中性粒细胞	0.5～1	正常	正常
流行性乙型脑炎	↑	清亮	＜100×10^6/L	0.5～1	正常	正常
隐球菌性脑膜炎	↑↑↑	微浊	＜500×10^6/L，单核淋巴细胞为主	0.2～5	↓↓	↓

疾病	压力	外观	WBC	蛋白质/(g/L)	葡萄糖	氯化物
虚性脑膜炎	↑	清亮	正常或稍高	正常	正常	正常
寄生虫脑病	↑	清亮	$<500\times10^6/L$，嗜酸性粒细胞为主	↑	↓	↓

注：虚性脑膜炎指在严重感染基础上出现的神经系统异常，脑脊液检查仅表现为脑脊液压力增高，其他可以略微增高，而且随着感染的控制，症状很快消失，此类现象不少见。

（3）免疫学检查　结核抗体、病毒抗体、寄生虫抗体、隐球菌抗原、自身免疫性抗体、T-SPOT。

（4）CT 或 MRI、MRV、MRA、PET/CT、脑电图、穿刺活检病理　对脑脓肿、颅内寄生虫病如囊虫病、包虫病等有很大的帮助，在情况允许下尽量行头颅 MRI 增强，而结核性脑膜炎行头颅 CT 见钙化灶更清晰，总体头颅 MRI 增强优势大于 CT 增强。

（5）炎症指标、血糖、肝肾功、电解质、血气分析、血氨，必要时行毒物分析鉴别诊断用。

（6）脱落细胞学及流式细胞学检查。

（7）眼科会诊检查视神经乳头是否水肿，耳鼻喉科会诊检测听力。

五、中枢神经系统感染的诊断思路

1. 定性

首先判断是感染性疾病还是非感染性疾病。

（1）感染中毒症状　感染性疾病患者感染中毒症状重，

非感染性疾病患者较轻。

(2) 起病缓急　病毒性脑膜炎和化脓性脑膜炎为急性起病。结核性脑膜炎和隐球菌性脑膜炎起病较隐匿。

2. 定位

进一步明确有无中枢神经系统感染。

(1) 症状　如发热、头痛、呕吐、意识不清等可定位中枢神经系统。

(2) 体征　如患者脑膜刺激征阳性或病理征阳性则可定位于中枢神经系统。

(3) 实验室检查和影像学资料　依据 CSF 检查、CT 或 MRI 阳性结果可帮助定位。

3. 定因

行正确定性、定位后，这时主要需要依据动态实验室检查、CSF 检查和影像学资料来最后明确诊断。

（葛善飞）

第二节　中枢神经系统感染鉴别诊断

一、脑卒中

脑卒中是脑血管疾病的主要临床类型，包括缺血性脑卒中和出血性脑卒中，以突然发病、迅速出现局限性或弥散性脑功能缺损为共同临床特征。

（一）脑梗死

1. 概述

脑梗死指各种原因所致脑部血液供应障碍，导致局部脑组织缺血、缺氧性坏死，而出现相应神经功能缺损的一类临床综合征。不同部位梗死可见不同神经缺损症状。

脑膜脑炎也可引起弥漫性和局灶性脑损害，弥漫性脑皮质损害较多见，单纯表现为局灶性神经系统损害的相对较少，当患者表现为突发偏身运动、感觉障碍等神经定位体征的神经系统感染者，易误诊为脑梗死，应注意中枢神经系统感染和脑梗死可同时存在。

2. 病史及临床特征

当脑梗死病灶不能完全解释患者的临床症状和体征，应更为详细地了解患者是否发病前有感染病史，有无发热等感染征象，是否早期即出现精神神智异常，频繁癫痫发作，查体是否出现脑膜刺激征。有上述症状则有利于中枢神经系统感染的诊断。

3. 辅助检查

（1）腰椎穿刺　脑梗死患者一般不行腰椎穿刺检查，确诊中枢系统感染的金标准为脑活检，利用 PCR 检测脑脊液中病毒 DNA 亦较为准确，但因其耗时长，受影响因素多，限制了其在临床中的应用，临床多行细胞学及生化检查。

（2）脑电图　提示弥漫性慢波支持病毒性脑炎诊断。

（3）脑 CT/MRI　脑梗死急性期 CT 可无明显异常，发病超过 24h 可出现低密度灶，MRI T_1 加权像呈低信号，T_2 加权像呈高信号。

（二）脑出血

1. 概述

脑出血指非外伤性脑实质内出血。

2. 病史及临床特征

由于脑出血患者发病时多有血压明显升高，患者常可出现头痛、呕吐、意识障碍等颅内压增高表现，血液进入蛛网膜下腔时可出现颈抵抗、克尼格征阳性等表现。

3. 辅助检查

（1）腰椎穿刺　脑出血患者一般不行该检查，但需要排除蛛网膜下腔出血和颅内感染等诊断时，应评估病情谨慎进行，因该检查可诱发脑疝形成。

（2）脑电图　脑出血一般不行脑电图检查。

（3）脑 CT/MRI　急性脑出血 CT 上表现为高信号，单纯疱疹性脑炎可引起脑组织出血性坏死，CT 上可表现为低密度灶中有高密度灶。MRI 对急性脑出血诊断不及 CT。

（三）蛛网膜下腔出血

1. 概述

蛛网膜下腔出血指颅内血管破裂，血液流入蛛网膜下腔的一组疾病。原发性蛛网膜下腔出血为脑底或脑表面血管病变，多见于颅内动脉瘤、血管畸形；继发性蛛网膜下腔出血为脑内血肿穿破脑组织，血液流入蛛网膜下腔所致。

2. 病史及临床特征

蛛网膜下腔出血患者主要表现为突发的持续性头痛，伴恶心呕吐，可出现意识障碍，也可有幻觉等精神症状，部分可出现癫痫发作，查体可发现有颈项强直、克尼格征等脑膜刺激征，自主神经功能改变时可出现体温升高。以上症状及体征均可在颅内感染中出现，应注意鉴别。

3. 辅助检查

（1）腰椎穿刺　脑脊液呈均匀血性为蛛网膜下腔出血

的特征性改变，发病数天后由血液引起的无菌性化学性脑膜炎时，脑脊液可出现反应性白细胞增多，但颅内感染发热在前，可兹鉴别。而脑脊液黄变和淋巴细胞增多易与结核性脑膜炎混淆，但结核性脑膜炎脑脊液糖及氯化物含量降低。

（2）脑CT/MRI　早期CT敏感性高，可见蛛网膜下腔呈高信号，但出血量较少时也可显示不清，许多脑膜炎尤其是化脓性脑膜炎可有类似表现，需结合辅助检查综合分析。发病数天后CT敏感性下降，MRI对亚急性出血，尤其出血位于大脑表面时可有较大意义，在T_1、T_2加权像上均为高信号。

二、自身免疫相关性脑炎

（一）自身免疫性脑炎

1. 概述

自身免疫性脑炎（autoimmune encephalitis，AE）泛指一类由自身免疫机制介导的脑炎。近年来，该病逐渐被临床医生认识及诊断。AE合并相关肿瘤者，称为副肿瘤性AE；而副肿瘤性AE中符合边缘性脑炎者，称为副肿瘤性边缘性脑炎。

AE临床表现变化多样，与中枢系统感染性疾病症状多有类似，亦可有发热和头痛等前驱症状，常见的临床表现包括行为异常、精神病、抽搐、记忆和认知障碍、运动异常、自主神经功能紊乱以及意识水平下降。AE只有自主神经功能异常的症状，而没有其他系统表现，与传统自身免疫性疾病不同，故本节未将系统性红斑狼疮脑病及桥本脑病并入自身免疫性脑炎。

2. 抗 N-甲基-D-天冬氨酸受体（NMDAR）脑炎

（1）病史及临床特征

① 抗 NMDAR 脑炎是 AE 最常见的一种，常见于有自身免疫系统疾病的女性和儿童，一般认为与肿瘤无关。抗 NMDAR 脑炎常表现为症状多样且全面的弥漫性脑炎。

② 典型特征为急性起病，一般在 2 周至数周内达高峰，可有发热和头痛等病毒感染样前驱症状，大多数以头痛起病，早期表现为神经症、精神紊乱、遗忘和肌张力障碍，1 周至数周患者出现晚期症状，表现为肌张力障碍、舞蹈样不自主运动、自主神经功能不稳定、换气不足、呼吸困难和意识障碍。

③ 与单纯疱疹性脑炎的临床表现非常相似，故主要与单纯疱疹性脑炎鉴别。应注意的是，抗 NMDAR 脑炎偶尔可以发生于单纯疱疹性脑炎等中枢神经系统病毒感染之后。

（2）辅助检查

① 腰椎穿刺：抗 NMDAR 脑炎腰椎穿刺压力正常或者升高，超过 300mm H_2O（1mm H_2O＝0.0098kPa）者少见。脑脊液白细胞数轻度升高或者正常，少数超过 100×10^6/L，脑脊液细胞学多呈淋巴细胞性炎症，偶可见中性粒细胞、浆细胞。脑脊液蛋白含量轻度升高，寡克隆区带可呈阳性，抗 NMDAR 抗体阳性。

② 脑电图：抗 NMDAR 脑炎脑电图呈弥漫或者多灶的慢波，偶尔可见癫痫波，异常 δ 波是该病较特异性的脑电图改变，多见于重症患者。

③ 头颅 MRI：抗 NMDAR 脑炎头颅 MRI 可无明显异常，或者仅有散在的皮质、皮质下点片状 FLAIR 和 T_2 高信号；部分患者可见边缘系统病灶，病灶分布也可超出边缘系

统的范围；少数病例兼有中枢神经系统炎性脱髓鞘疾病的影像学特点，大脑白质或者脑干受累。

④ 其他：抗 NMDAR 脑炎头颅 PET 可见双侧枕叶代谢明显减低，伴额叶与基底节代谢升高。卵巢畸胎瘤在青年女性患者中较常见，中国女性抗 NMDAR 脑炎患者卵巢畸胎瘤的发生率为 14.3%～47.8%，卵巢超声和盆腔 CT 有助于发现卵巢畸胎瘤，卵巢微小畸胎瘤的影像学检查可以为阴性。男性患者合并肿瘤者罕见。

3. 边缘叶脑炎

（1）概述　边缘叶脑炎（LE）指大脑边缘系统所发生的炎症或脑病。边缘叶系统包括杏仁核、海马结构、海马旁回及内嗅区、齿状回、穹隆、乳头体、下丘脑和扣带回等结构。边缘叶系统功能与认知、情感及自主神经功能调节有关。多数不伴恶性肿瘤，并在患者血清和脑脊液中检测到多种神经元相关抗体，是一种可能与自身免疫相关的脑炎。

（2）病史及临床特征

LE 通常亚急性起病，发病前数月可逐渐出现认知障碍，也可有发热等前驱症状，发生 LE 时可出现记忆力减退、定向力障碍、精神紊乱、颞叶癫痫发作，还可出现谵妄和睡眠障碍，持续数天至数周，癫痫发作时抗痫药物疗效不佳。

（3）辅助检查

① 腰椎穿刺：脑脊液中淋巴细胞增多，蛋白质含量增高，寡克隆区带阳性支持 LE 诊断，血清和（或）脑脊液中检测自身免疫相关抗体有助于诊断自身免疫性 LE，因为还有一些新的抗体还不能被传统的免疫组织化学染色识别，故即便未检测出肿瘤神经抗体也不能排除副肿瘤性 LE（血清阴性的 LE）。

② 脑电图：LE 脑电图可见前颞叶或中颞叶局灶性或广泛性慢波异常或癫痫样放电表现。

③ 头颅 MRI：LE 可见一侧或双侧颞叶内侧面异常高信号，尤以 T_2W 或 FLAIR 图像更为明显。

4. 副肿瘤综合征

（1）概述　副肿瘤综合征（PNS）指癌肿对患者机体远处组织、脏器非转移性损害的统称，是癌肿的远隔效应，而不是癌肿直接侵犯该组织和器官。中枢神经系统、周围神经、神经-肌肉接头或肌肉受其影响引起的一组临床综合征称为副肿瘤性神经系统综合征，病变部位并无癌肿细胞可见，神经症状多种多样。早期原发肿瘤症状隐匿，主要见于小细胞肺癌、妇科肿瘤、乳腺癌、淋巴瘤等恶性肿瘤，其发生率不同肿瘤类型各有不同，支气管肺癌、卵巢癌的发生率较高，直肠癌和子宫颈癌的发生率较低。

发病机制尚不清楚，目前较为认同的是免疫发病机制，即肿瘤细胞作为抗原启动机体的免疫应答系统产生抗体，在补体的参与下，杀伤肿瘤细胞同时也损害了神经肌肉系统。癌肿性神经肌肉病的症状可在发生癌肿之前、同时或之后出现，其病程及严重程度与癌肿的大小及生长速度并不一定平行，约 3/4 的患者症状发生在发现癌肿之前，故临床上认识本病十分重要。

（2）病史及临床特征　副肿瘤综合征一般亚急性起病，常在数周或数月中病情逐渐进展，出现明显症状，临床表现取决于神经系统的受累部位。累及边缘叶可出现边缘叶脑炎症状，表现为近记忆力减退、定向力障碍、行为异常、癫痫样发作；累及脑干可出现眩晕、眼震、吞咽困难、共济失调、锥体束损害等症状；累及小脑可表现为头晕和眩晕、构音困难、步态不稳、辨距不良，指鼻试验、跟膝胫试验阳性；累及脊髓可有截瘫和四肢瘫、上下运动神经元合并损害表现。最主要还是与单纯疱疹性脑炎鉴别。

（3）辅助检查

① 腰椎穿刺：副肿瘤综合征脑脊液有暂时性淋巴细胞、蛋白、IgG升高，可出现寡克隆区带，血清和脑脊液中可发现一些与癌肿或损害的神经相关的抗体，如Yo抗体、Hu抗体。

② 脑电图：副肿瘤综合征脑电图可正常或单侧、双侧颞叶慢波或尖波。

③ 头颅CT/MRI：副肿瘤综合征头部MRI异常率可达65%～80%，但无特异性改变，主要是一侧或双侧颞叶、丘脑、脑干在T_2W和FLAIR相呈高信号。当患者副肿瘤抗体阳性时，强烈提示恶性肿瘤的存在，此时PET具有发现潜在病灶的重要价值。当临床怀疑PNS但常规检查未发现恶性肿瘤时，无论抗体阳性与否，PET/CT应该作为诊断或随访的重要工具。

（二）系统性红斑狼疮脑病

1. 概述

系统性红斑狼疮脑病（SLEE）是一种自身免疫性结缔组织病，由于体内有大量致病性自身抗体和免疫复合物，造成组织损伤，临床可以出现各个系统和脏器损害的症状，可累及中枢神经系统任何部位，尤以脑多见，多出现于疾病的急性期和终末期，临床表现复杂多样。凡有中枢神经系统症状者均表示病情活动且严重，需尽快治疗。

2. 病史及临床特征

SLEE多起病急骤，主要表现为头痛、发热、意识障碍、抽搐、精神症状，查体可见面部蝶形红斑、光过敏、脱发、手足掌面和甲周红斑、皮疹、肾脏损害等表现，常出现对称性多关节肿胀，也可出现颈项强直等脑膜刺激征。因系统性红斑狼疮损害多个系统，可通过其他系统症状、体征与病毒性脑炎相鉴别。

3. 辅助检查

（1）血液相关检查及腰椎穿刺检查　血液抗双链 DNA 抗体、抗核抗体升高，补体降低有利于 SLEE 诊断，脑脊液可以正常，也可有蛋白质含量稍增高，少量白细胞增多，糖和氯化物含量多正常，抗磷脂抗体与抗神经细胞抗体阳性。

（2）脑电图　SLEE 脑电图多见异常，但缺乏特异性。

（3）影像学检查　SLEE 在 CT 上最常见脑白质低密度改变，因系统性红斑狼疮可造成血管损害，也可出现脑梗死、脑出血、脱髓鞘等改变。MRI 中示脑白质中多灶性的异常信号，T_1 加权像呈低信号，T_2 加权像呈高信号。

（三）桥本脑病

1. 概述

1966 年 Brain 等首次描述了一类与自身免疫性甲状腺疾病相关的伴有甲状腺抗体增高的脑病，称为桥本脑病（Hashimoto's encephalopathy，HE）。HE 是一种因自身免疫反应累及中枢神经系统而产生的疾病，其发病机制目前尚不明确，以往认为可能与大脑血管炎症有关，但近年来发现可能与抗神经元抗体有关。各年龄组均可发病，临床表现各异。Kothbauer Margreiter 等将其大致分为两个类型，一为伴有局部症状的卒中样或癫痫样发作型，一为进行性痴呆及精神症状型。HE 临床症状、影像学及 EEG 检查无特异性表现，目前仍无广泛认可的诊断标准，易被漏诊、误诊。

2. 病史及临床特征

HE临床表现以意识障碍发生最频繁，可表现为意识水平及意识内容的改变。临床上其他常见到的表现有震颤、肌阵挛、癫痫发作、锥体外系症状以及小脑性共济失调等，通常患者甲状腺功能正常或仅有轻度甲状腺功能减退。抗甲状腺抗体以抗甲状腺过氧化酶抗体（TPOAb）阳性居多，其高值可由几倍到几百倍，抗甲状腺球蛋白抗体（TGAb）亦增高，以 TPOAb 增高明显。

3. 辅助检查

（1）血液及脑脊液检查　HE患者甲状腺抗体滴度显著增高，脑脊液中蛋白含量略增高，糖及氯化物含量正常。

（2）脑电图　HE脑电图可有异常改变，但多无特异性。据文献报道，其异常脑电图的出现频率为 76.13%，多为广泛慢波、癫痫波等，也可见三相波、光肌源性反应及光源发作性反应。

（3）影像学检查　头颅 CT 及 MRI 可见皮质或皮质下非特异性改变。

三、中枢神经系统血管炎

1. 概述

中枢神经系统血管炎是一类主要累及中枢神经系统的炎性血管病，与机体免疫异常有关。

（1）分类　按发病原因分为如下几种。

① 感染性血管炎：如疱疹病毒性血管炎、梅毒性血管炎、细菌性血管炎。

② 原发性血管炎：只累及中枢神经系统，如结节性动脉炎、过敏性肉芽肿、韦格纳肉芽肿。

③ 继发性血管炎：为系统性或全身疾病所引起，如自身免疫疾病合并血管炎，如系统性红斑性狼疮、风湿性关节炎、干燥综合征。

④ 不能分类的血管炎：如血栓闭塞性血管炎、MoyaMoya综合征。

(2) 发病机制　在各种血管炎中，机体的自身免疫异常在发病中具有重要的作用。

① 免疫复合物介导：自身免疫性血管炎中，遗传易感性的增加，使血管易于对抗原刺激发生异常的反应，这个过程可以是免疫复合物的沉积所导致的血管损害。

② 细胞介导：也可以是 $CD4^+$ T 细胞-内皮细胞反应性的血管损害，感染性血管炎可能是感染微生物后导致自身免疫的异常所致。

(3) 病理改变　包括血管壁纤维蛋白样坏死，炎性细胞浸润、渗出以及管腔内血栓形成，在炎症后期出现血管壁的纤维化和动脉瘤形成或血管的机化闭塞。对周围脑组织的损害包括炎症对血管的直接损害，以及血管壁损害后导致的脑组织梗死和出血。

2. 病史及临床特征

患者发病从急性到慢性，病程呈现进展性或波动性。发病年龄为 15～96 岁（平均年龄 50.5 岁），男性发病率较女性略高或相同。临床表现多样，无特异性，神经系统症状和体征可呈局限性也可呈弥散性，头痛为最常见症状，脑血管事件也较为常见，多表现为多次发作、累及不同供血区的多发梗死、短暂性脑缺血发作、脑出血等，也可表现为脑病，如癫痫发作、精神症状、意识或认知障碍、遗忘综合征等。非典型症状包括视神经炎、脊髓病等。在系统性疾病导致的中枢神经系统血管炎患者中可以发现皮肤、关节、肺、肾、眼球损害的症状和体征。

3. 辅助检查

（1）实验室检查　近年发现抗中性粒细胞抗体的检测在小血管炎的诊断中起着很重要的作用，这些自身抗体检查意义仍有待确定。一般的血液检查及脑脊液检查均缺乏敏感性和特异性。

（2）影像学检查　CT、MRI 作为无创性检查对诊断有一定的帮助，其异常改变缺乏特异性。MRI 较 CT 更为敏感。MRI 最常见的表现是广泛性的皮质和髓质损害，应用对比剂可见软脑膜出现增强。MRA 可以发现血管的异常改变，但不能显示颅内小管径的受累血管。数字减影血管造影（DSA）为一种相对敏感的检查方法，也是中枢神经系统血管炎的主要诊断手段之一，约 60％的患者可出现异常改变，主要表现为多发性的血管交替狭窄和扩张，但仍有部分患者由于受累血管太小，而不能检测出病变。因为白细胞会聚集在受累血管支配区域的坏死组织或缺血区，脑血管炎患者中有 1/2 出现异常的碘标记的白细胞在脑部聚集，这对脑血管炎具有一定的诊断价值。脑的功能性造影，如 PET 及 SPECT，可用于非特异性的检查方法证实继发于血管炎症的缺血改变。病理学检查是诊断该病的金标准。

四、中枢神经系统肿瘤

中枢神经系统肿瘤可大致分为脑实质肿瘤、脑膜肿瘤、脑实质和脑膜转移瘤。脑实质肿瘤最常见的为胶质瘤，主要与中枢神经系统感染中的病毒性脑炎相鉴别；脑膜癌主要与结核性脑膜炎、隐球菌性脑炎相鉴别；颅内转移瘤主要与颅内结核、颅内寄生虫感染相鉴别。

（一）胶质瘤

1. 概述

胶质瘤是由神经外胚层分化而来的胶质细胞发生的肿瘤，呈浸润性生长，恶性程度高，其发生率占颅内肿瘤首位。

2. 病史及临床特征

胶质瘤主要临床表现为颅内高压，后可出现眼球震颤及共济失调，部位不同可出现不同临床表现，肿瘤位于大脑半球，1/4 患者可出现癫痫大发作，位于优势半球的额、顶叶可出现运动性失语、失读或失写症，也可出现对侧偏瘫、偏身感觉障碍或精神症状，颞叶肿瘤可出现对侧同向偏盲、幻觉及感觉性失语。髓母细胞瘤几乎均发生于 10 岁以下儿童的小脑蚓部，主要表现为颅内高压和小脑征。

3. 影像学检查

不同组织类型胶质瘤 CT 上表现不同。少突胶质瘤 CT 平扫为弯曲脑回状钙化或点、片、大片状不规则钙化，钙化周围为低密度区，CT 增强肿瘤不强化，MRI 上见肿瘤 T_1W 呈低信号，T_2W 为高信号，大片钙化在 T_1W、T_2W 上均为低信号；多形性胶质母细胞瘤 CT 平扫多为低密度，范围大，钙化少见，边界不清，周围脑组织水肿，增强可见病灶边缘的不均匀增强，肿瘤在 MRI T_1W 上呈低信号，T_2W 为高信号；髓母细胞瘤多位于小脑蚓部，CT 平扫多呈略高或高密度病灶，边界清，偶有囊变及钙化，周围水肿带明显，CT 增强可见肿瘤均一强化，MRI T_1W 上肿瘤呈低信号，

T_2W 上为等信号或高信号，MRI 增强可见肿瘤强化明显。

（二）脑膜癌

1. 概述

脑膜癌又称癌性脑膜炎，是指恶性肿瘤弥漫性或多灶性脑膜（包括硬脑膜、蛛网膜及软膜）和脊膜播散或浸润，而颅内并无占位性实质病变，为中枢神经系统转移瘤的一种特殊类型，属于癌症患者晚期阶段严重的中枢神经系统并发症，预后差。常见于肺癌、乳腺癌、淋巴瘤、白血病、恶性黑色素瘤等肿瘤转移。

2. 病史及临床特征

患者临床症状常呈多灶性和多样性，可大致分为三类：

（1）脑功能损害症状　如头痛、呕吐、脑膜刺激征、症状性癫痫发作、意识障碍及精神症状。

（2）颅神经功能损害症状　如动眼神经、三叉神经、外展神经、面神经及舌下神经等颅神经麻痹症状。

（3）脊髓及脊神经根功能损害症状　如颈、腰、下肢疼痛等，部分病例出现肢体无力。

3. 辅助检查

（1）腰椎穿刺　主要为压力增高、白细胞增多、蛋白含量增高、糖及氯化物含量降低。脑脊液细胞学检查中出现肿瘤细胞时可确诊，脑脊液肿瘤细胞与一般恶性肿瘤相似，胞体明显增大，胞浆比例大于正常，核染色深，胞浆呈强嗜碱性，多为蓝色，可见空泡；核呈圆形或卵圆形，多为一个核，少数为多核，部分可见核仁及丝状分裂。腺癌细胞还可见印戒样细胞，恶性黑色素瘤细胞胞浆内含黑色素颗粒。

（2）脑电图　为中度弥漫性异常。

（3）影像学检查　头颅 CT、MRI 扫描均未发现占位性病变，MRI 上可见脑表面、脑沟、脑裂、脑池、室管膜、颅神经的线样或结节样强化，多呈多灶性或弥漫性。

（三）颅内转移瘤

1. 概述

颅内转移瘤是指身体其他部位的恶性肿瘤转移至颅内，其中最多见于肺癌和乳腺癌转移。转移途径最多见于血液转移，也可见于神经转移或直接由邻近肿瘤直接侵入，脑转移瘤多数位于幕上，占转移瘤的 80%，最多见于大脑中动脉供血区，常位于皮质或皮质下，呈紫红色或灰白色结节，边界清楚，质地不一。

2. 病史及临床特征

患者临床表现多样，可表现为偏瘫、偏身感觉障碍和失语，有些患者表现为精神症状，出现神情淡漠、幻觉、性格改变、痴呆等，有些患者可以癫痫发作为首发症状，后出现颅内高压及局限性症状，若肿瘤出现出血坏死使瘤体体积迅速增加，表现可类似脑卒中，多见于绒癌转移。

3. 辅助检查

脑 CT 平扫见肿瘤呈低密度或等密度，周围可见大片低密度水肿影，肿瘤内坏死呈低密度，形态不规则。MRI 上见肿瘤 T_1W 呈低信号，T_2W 为高信号，肿瘤有出血、囊变时，T_1W 信号更低，T_2W 信号更高。

五、中枢神经系统脱髓鞘疾病

中枢神经系统脱髓鞘疾病是一组脑和脊髓髓鞘破坏或髓鞘脱失为主要特征的疾病，按其病因可分为两类：一类为遗传性，主要由遗传因素导致某些酶的缺乏引起的神经髓鞘磷脂代谢紊乱，为髓鞘形成障碍；另一类为获得性，可分为原发性免疫介导的脱髓鞘病（如急性播散性脑脊髓炎）和继发于其他疾病的脱髓鞘病，如一氧化碳中毒后可出现迟发性白质脑病、营养缺乏可出现亚急性联合变性、病毒感染后可有进行性多灶性白质脑病。

（一）多发性硬化

1. 概述

（1）概念　多发性硬化（multiple sclerosis，MS）是一种免疫介导的中枢神经系统慢性炎性脱髓鞘疾病，最常累及脑室周围、近皮质、视神经、脊髓、脑干和小脑。

（2）病理表现　散在分布于中枢神经系统的多发性脱髓鞘斑块伴有炎性细胞浸润，星形胶质细胞增生形成胶质瘢痕。

（3）主要临床特点　病灶的空间多发性和时间多发性。临床分型主要分为四种亚型：复发缓解型 MS、继发进展型 MS、原发进展型 MS、进展复发型 MS。

2. 病史及临床特征

本病好发于青壮年，起病年龄多在 20～40 岁，女性多于男性，男女患病比率约为 1:2，是导致青壮年非创伤性残疾的主要疾病之一。多亚急性起病，起病 2 周内可有不明原因的发热、非特异性上呼吸道感染、腹泻、疫苗接种及过敏性皮疹等前驱事件。常见的首发症状为肢体麻木、疼痛或感觉异常、肌无力、视力减退、行走不稳、膀胱功能障碍、精神障碍等，也可出现发作性症状，如强直痉挛，构音障碍、癫痫、共济失调和疼痛不适等，发作无意识丧失和脑电图异常，可有缓解和复发交替的病史，每次发作持续 24h 以上，查体时可见莱尔米特征，即被动屈颈时出现自颈部沿脊柱放射至大腿或足部的刺痛感或闪电样感觉。应与神经莱姆病、HIV、结核、梅毒等引起的神经系统疾病相鉴别。

3. 辅助检查

（1）腰椎穿刺　脑脊液可正常，也有异常表现，尤其在急性发作或疾病加重时：脑脊液单个核细胞数增高，通常不超过 $50 \times 10^6/L$，超过该值应考虑其他疾病而非 MS。脑脊液蛋白含量轻度升高，以球蛋白为主。脑脊液 IgG 浓度升高。脑脊液 IgG 寡克隆区带阳性，应同时检查脑脊液和血清，只有脑脊液中寡克隆区带阳性而血清阴性才支持 MS 诊断。

（2）诱发电位　视觉诱发电位、脑干听觉诱发电位、体感诱发电位的一项或多项异常。

（3）CT/MRI　早期 CT 可显示出脑室周围散在低密度灶，注射造影剂后均可出现强化，缓解期病灶不强化。MRI 可见侧脑室旁大小不等的类圆形斑点或斑块，T_1 呈低信号，T_2 呈高信号，陈旧性病灶 T_1 呈等信号，病程长的患者多数可出现脑室系统扩张、脑沟增宽等脑白质萎缩征象。

（二）急性播散性脑脊髓炎

1. 概述

急性播散性脑脊髓炎（ADEM）指广泛累及脑和脊髓白质的急性炎性脱髓鞘疾病，主要见于儿童和青壮年，性别差异不大，通常发生在感染后、出疹后或疫苗接种后。与 ADEM 相关的疫苗最常见于麻疹疫苗、腮腺炎疫苗、狂犬病疫苗、风疹疫苗。目前发病机制仍不明确，病毒感染产生炎症的级联反应，以及分子模拟学说是其发病的主要免疫病理机制。

2. 病史及临床特征

ADEM 患者多见于儿童和青壮年，大部分在感染或疫苗接种后 1～2 周急性起病，脑脊髓炎或出疹后 2～4 天，无明显季节性，多为散发，患者常在斑疹正在消失和症状改善时突然出现高热、癫痫发作、昏睡和深昏迷等。部分患者症状类似脑炎，多以弥漫性症状起病，首发症状有头痛、发热、意识模糊，严重时出现癫痫发作、昏迷、去脑强直发作，查体可见脑膜刺激征。部分患者常以局灶性神经功能缺失症状起病，脊髓受累可出现受损平面以下四肢瘫或截瘫，累及锥体外系可出现震颤和舞蹈样动作，累及小脑可出现共济失调。另有一部分患者起病急骤，病情凶险，死亡率高，多发生于青壮年，症状和体征 2～4 天内达高峰，主要表现为高热、意识模糊、烦躁不安、癫痫发作、偏瘫或四肢瘫，此部分患者被认为是 ADEM 暴发型患者，称为急性坏死性出血性脑脊髓炎。主要应与疱疹性脑炎相鉴别。

3. 辅助检查

（1）实验室检查　ADEM 外周血白细胞增多，红细胞沉降率加快。脑脊液压力正常或升高，淋巴细胞增多，急性坏死性出血性脑脊髓炎患者脑脊液压力升高，细胞数增多，以多核细胞为主，红细胞常见，轻度至中度蛋白含量升高，以 IgG 增高为主，可发现寡克隆区带。

（2）其他检查

① 脑电图弥漫慢活动，常见 θ 波和 δ 波，亦可见棘波和棘慢复合波。

② 脑 CT 见大脑、脑干及小脑白质不规则低密度区，急性期呈明显强化。脑 MRI 见脑和脊髓灰白质内散在多发的 T_1 低信号、T_2 高信号病灶。头颅 CT 在一侧或双侧额颞叶出现低密度灶，出血坏死时可见低密度灶中有点状高密度灶，MRI 在 T_1W 可见额叶和颞叶低信号，因该脑炎可出现脑组织出血性坏死，T_2W 可见高密度异常信号，部分患者头颅

MRI 不能发现异常信号。

六、药物、毒物相关性脑病

（一）药物相关性脑膜炎

1. 概述

有些药物可引起无菌性脑膜炎，常见药物有非甾体抗炎药（NSAIDs），如布洛芬、萘普生；青霉素、免疫球蛋白、免疫抑制剂、抗癫痫药、抗精神病药、抗结核药较少见。在非甾体抗炎药中，布洛芬比其他药物更容易引起脑膜炎。有基础自身免疫疾病的患者更易出现 NSAIDs 导致的脑膜炎，其中以系统性红斑狼疮最为常见，此外还有干燥综合征、类风湿关节炎以及其他结缔组织病。

2. 病史及临床特征

（1）药物相关性脑膜炎患者既往可有免疫系统疾病、结缔组织病、癫痫、精神病史，与无菌性脑膜炎相类似，患者多急性起病，伴有头痛、发热、颈项强直等脑膜刺激症状。

（2）NSAIDs 引起者还可见皮疹、胃肠道溃疡。

（3）苯巴比妥类药物重度中毒昏迷早期有四肢强直、腱反射亢进、锥体束征阳性，后期出现全身肌肉迟缓，反射消失，深昏迷时常见低体温，戒断症状表现为疲劳、焦虑、血压下降，继而可出现全身抽搐、意识障碍。

（4）吩噻嗪类抗精神病药急性中毒时可出现意识障碍、低体温或发热、血压下降、心律失常、癫痫发作等。慢性精神病患者长期服用该类药物可能发展为神经阻滞剂恶性综合征，主要表现为高热、昏迷、强直、大量出汗、乳酸中毒和横纹肌溶解。主要与病毒性脑炎鉴别。

3. 辅助检查

（1）腰椎穿刺　脑脊液压力可升高，细胞数及蛋白含量可增高，糖及氯化物含量正常，脑脊液细胞培养阴性。

（2）脑电图　可见异常改变。巴比妥类药物轻度中毒时正常波形被 $20\sim30\mathrm{Hz}$ 快波取代，额部最明显；中度中毒时快波呈不规则现象，中间可见慢活动；重度中毒时见电活动抑制和阵发性慢波交替出现。

（3）血液、呕吐物和尿液的药物浓度测定　有助于药物相关中毒或药物引起脑炎的诊断。

（二）毒物或违禁药品相关性脑病

1. 概述

（1）重金属（如铅）　可经空气、水、土壤和食物链进入人体，铅对全身各组织都有毒性，尤以对神经系统、造血系统和消化系统损伤明显。铅能破坏许多神经传导递质功能，如抑制 γ-氨基丁酸、促进儿茶酚胺代谢、使细胞外钙离子浓度减少等。早期即可出现意识、行为等神经功能改变，晚期可发生器质性脑病和周围神经麻痹。铅累及中枢神经系统主要以大脑半球和小脑为主，可见明显脑水肿，镜检可见明显炎症改变，脑实质可见弥漫性小灶性坏死，常伴毛细血管节段性坏死和血栓形成，脊髓前角细胞选择性变性，周围神经也可见变性。

（2）滥用毒品　如可卡因、鸦片制剂、苯丙胺等过量或停止吸入出现戒断症状时神经系统损伤较为明显，在急诊中青年患者癫痫发作或急性脑血管意外时应注意询问和检查是否滥用毒品。毒品报道较多的为鸦片制剂海洛因。

2. 病史及临床特征

（1）重金属中毒患者常从事重金属相关工业，或居住地在工厂附近。患者可有口含金属味、纳差、腹部阵发性绞痛等症状，铅急性严重中毒可引起急性脑病，出现抽搐、谵妄、木僵和昏迷，查体可提示视乳头水肿和颈项强直。

（2）吸毒患者主要有烫吸或静脉注射毒品病史，多在戒毒时发病，亚急性起病，主要症状为精神症状、假性延髓性麻痹和小脑性共济失调。由于反复在上臂和臀部等注射毒品可出现臂丛或腰骶神经丛损害症状，因性混乱和不洁注射可合并 AIDS 等疾病。

3. 辅助检查

（1）铅中毒时　血铅增多，红细胞游离原卟啉和红细胞锌原卟啉增多，尿铅增多；腰椎穿刺可见脑脊液蛋白质含量和细胞增多，淋巴细胞为主；脑电图可见 α 节律减少和弥漫性 θ、δ 波；肌电图显示神经源性改变；儿童 X 线可见长骨皮质边缘有带状密度增加的铅线。

（2）吸注海洛因时　脑脊液正常或蛋白含量轻度升高；脑电图多呈弥漫性慢波；头颅 CT 及 MRI 均能显示脑内多发对称病灶，以双侧大脑半球额、顶、颞、枕叶皮质下及内外囊，小脑半球齿状核异常信号，呈长 T_1、T_2 改变为特征，CT 和 MRI 上显示小脑齿状病灶在吸食海洛因患者中具有特征性。

七、全身性疾病

以发热、意识障碍就诊者多为中枢神经系统感染、急性脑血管病等中枢神经系统疾患，全身性疾病如中暑、一氧化碳中毒、酒精中毒、精神疾病等也应引起注意。

（一）酒精中毒或酒精戒断综合征

1. 概述

（1）酒精中毒　常见原因是过量饮酒和长期饮酒。乙醇具有脂溶性，可迅速透过大脑神经细胞膜，进入神经系统后可使中枢神经细胞变性、死亡，周围神经髓鞘溶解和继发神经变性。急性酒精中毒常因饮用大量白酒引起，其表现与饮酒量和个体敏感性等有关，急性中毒主要损害神经系统。

（2）酒精戒断综合征　常发生在长期酗酒者停酒后数小时或数十小时后，可能与乙醇刺激的突然解除造成脑内 γ-氨基丁酸抑制效应的降低及交感神经系统被激活有关。

2. 病史及临床特征

（1）急性酒精中毒患者因其口鼻中有强烈酒味而较为容易诊断。

（2）酒精戒断综合征患者有长期酗酒史，戒断时表现为面部、手部的粗大震颤，严重时有明显谵妄表现，也可出现恶心、呕吐、高热、急性意识障碍、烦躁，甚至全身抽搐等症状，患者可伴感染、脱水、低血糖等全身症状。

3. 鉴别诊断

颅内感染可有类似症状，常有上呼吸道感染等前驱症状，发病时有头痛、呕吐、精神行为异常，全身或部分癫痫发作。两者主要是临床表现的鉴别。

4. 实验室检查

血液中血清乙醇浓度升高。

（二）中暑

1. 概述

中暑是在高温条件下，由于热平衡和（或）水盐代谢紊乱而引起以中枢神经系统和（或）心血管障碍为主要表现的急性疾病，可分为三个类型，热射病、热痉挛、热衰竭。

2. 病史及临床特征

（1）中暑患者多见于高温作业人群、儿童、老年人和孕产妇，多数患者急性起病，少数有数小时至一天的前驱期，表现为无力、头晕、头痛、恶心、呕吐。

（2）典型症状为急骤高热，皮肤干燥、皮温高而无汗，可表现有不同程度的意识障碍而出现嗜睡、谵妄、昏迷、抽搐等表现。高热可致全身热损伤，重症患者可出现脑水肿、循环衰竭、肝肾功能损害、DIC等。

3. 鉴别要点

（1）应注意与流行性乙型脑炎相鉴别。流行性乙型脑炎是由乙型脑炎病毒直接引起的以蚊为主要传播媒介的自然疫源性疾病，多见于10岁以下儿童。此病起病急，无明显前驱症状，可有发热、精神萎靡和轻度嗜睡症状，儿童可有头痛，疾病进展至极期可出现全身毒血症症状，常伴有严重脑部损害症状，主要表现为高热，体温可高达40℃以上，且持续不退，意识障碍逐渐加重，抽搐发作后更甚。随着脑水肿加重，抽搐发作可增多，昏迷加重，严重可出现脑疝。转入恢复期体温较前下降和意识逐渐恢复，但仍可见许多神经和全身症状和体征，如持续性中枢性低热不退、多汗、面色潮红、失眠等自主神经紊乱，也可有反应迟钝、精神异常、痴呆等弥漫性脑损害症状，也可出现癫痫发作、肢体强直瘫痪，若在半年内不能恢复，则成为后遗症。

（2）中暑患者血钠、钾降低，血糖也可偏低，脑脊液压力可增高，蛋白质含量增加，细胞数增多，心电图可见心律失常。流行性乙型脑炎患者血常规可见白细胞增多，以中性粒细胞为主，脑脊液检查可见压力增高，白细胞数增多，早期以中性粒细胞为主，4～5天后以淋巴细胞为主，脑脊液蛋白质、糖、氯化物含量正常或轻度升高。血清及脑脊液免疫学检测乙型脑炎病毒抗体可为阳性。

（三）精神疾病

1. 概述

颅内感染常可出现精神症状，但排除感染后应考虑精神疾病，即该病为排除性诊断。

2. 鉴别要点

精神疾病患者可有精神病病史，应注意部分无明显精神症状患者服药过量出现中毒也可出现精神异常，其外周血、脑脊液及脑部影像学检查常正常，药物中毒患者血药浓度可增高。

（徐文苑）

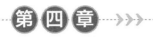

中枢神经系统病毒性感染

第一节　虫媒病毒性脑炎

一、流行性乙型脑炎

1. 概述

（1）病原学　乙脑病毒。

（2）流行病学特征

① 传染源：主要是猪，还有患者和牛马羊、家禽等。

② 传播途径：蚊虫叮咬。

③ 流行特征：多发于夏秋季，多见于 10 岁以下儿童。

（3）发病机制　经携带乙脑病毒的蚊虫叮咬后，乙脑病毒进入人体，在单核吞噬细胞内增殖后入血，若未侵入中枢神经系统呈隐性感染或轻型病例，若通过血-脑屏障进入中枢神经系统呈脑炎、脑膜炎。神经组织病变包括病毒的直接损伤以及免疫损伤。

2. 诊断要点

（1）多于夏秋季发病，10 岁以下儿童多见。

（2）临床特征

① 症状（临床分期）：

a. 初期：起病急，发热、头痛、恶心、呕吐，可有颈项强直及抽搐。

b. 极期：持续高热、惊厥或抽搐、呼吸衰竭、意识障碍（嗜睡、意识模糊、谵妄、昏睡、昏迷）。

c. 恢复期：体温逐渐下降，精神神经系统症状逐渐好转。

d. 后遗症期：神经系统残存症状＞6个月尚未恢复。

② 体征：病理征如巴宾斯基征、奥本海姆征、戈登征、查多克征，脑膜刺激征如布鲁津斯基征、克尼格征、颈项强直等，及神经定位症状和体征如颞叶损害致听力障碍、枕叶损害致视力障碍等。

③ 临床分型：

a. 轻型：发热（38.0～39.0℃），神清，无抽搐，脑膜刺激征不明显。

b. 普通型：发热（39.0～40.0℃），头痛，呕吐，嗜睡或短暂浅昏迷，脑膜刺激征、病理征阳性。

c. 重型：发热（40.0～41.0℃），烦躁，呕吐频繁，反复或持续抽搐，脑膜刺激征、病理征阳性。

d. 极重型：发热（＞41.0℃），反复或持续性强烈抽搐，深度昏迷，中枢性呼吸衰竭，脑疝等。

（3）辅助检查

① 血常规检查：白细胞升高，一般在（10～20）×10^9/L，中性粒细胞升高。

② 脑脊液检查：细胞数（50～500）×10^6/L，早期以中性粒细胞升高为主，后期则以淋巴细胞或单核细胞升高为主；蛋白含量轻度增高、糖和氯化物含量正常。

③ 免疫学检查：血清和脑脊液中特异性 IgM 抗体阳性

或 IgG 抗体升高 4 倍。

④ 影像学检查：头颅 MRI 示斑片、片状。

3. 治疗要点及处方须知

（1）一般治疗　隔离至体温正常，并隔离于有防蚊（蚊帐）及降温设施的病房。

（2）抗病毒治疗　GS/NS 100mL ＋利巴韦林注射液 10～15mg/kg q12h ivgtt；NS 250mL ＋阿昔洛韦注射液 0.5g q8h，疗程 7～10 天。

（3）继发感染治疗　头孢呋辛、阿奇霉素、阿莫西林克拉维酸钾等。

（4）神经系统受损治疗

① 甘露醇注射液 2.5～5mL/kg q4/6/8h，症状改善每 3～5 天减量，肾功能差或血压不稳可用甘油果糖；50％GS 40mL iv；呋塞米注射液 20mg iv。

② NS 100mL ＋地塞米松磷酸钠注射液 10mg/甲泼尼龙 40mg qd ivgtt，3～7 天，注意护胃。［若未用激素时体温、脑膜刺激征改善，但脑脊液中蛋白仍高（＞1g），可试用激素 3～5 天，半个月后复查，若升高需考虑其他问题，病程很重要。］

③ 静脉注射人免疫球蛋白 1g/kg ivgtt。

④ GS/NS 50mL ＋奥美拉唑注射液 0.6～0.8mg/kg qd/bid ivgtt（在颅高压出现应激性胃黏膜损伤及用激素时可用）。

⑤ 苯巴比妥 5～10mg/kg im。

⑥ 水合氯醛 0.5～1mL/kg 灌肠，成人 1～2g。

⑦ 地西泮 10～20mg iv/im。

⑧ GS/NS 250mL ＋醒脑静注射液 2 支 ivgtt qd，孕妇

禁用。

⑨ 甲钴胺片（弥可保、甲基维生素 B_{12}）1 片 tid。

（5）呼吸系统受累治疗

① 尼可刹米 1～2 支和洛贝林 1～2 支，交替 iv。

② NS 100mL＋多索茶碱 0.1g×3 支和 NS 250mL＋氨茶碱 0.25g ivgtt qd（始终注意心力衰竭）。

③ NS 2mL＋盐酸氨溴索注射液 15mg 1 支，雾化 bid。

④ 茶碱缓释片 0.1g×2 bid。

⑤ 可待因桔梗片（西可奇）2 片 tid。

⑥ 乙酰半胱氨酸泡腾片 1 片 bid。

⑦ 氨溴索片/口服液。

⑧ 枸橼酸喷托维林片 25mg tid。

⑨ 富马酸酮替芬片 1 片 bid。

（6）降温治疗　物理降温。

① 布洛芬混悬液 10mL。

② 双氯芬酸钠栓 18.5mg（1/3～1/4 片）塞肛，注意易出现休克。

③ 新癀片 2～4 片 tid。

④ 安乃近注射液 2mL（1 支）1～2 滴/次 滴鼻。

（7）并发症治疗

① 支气管肺炎：

a. 血象增高，痰培养可找到致病菌。

b. 积极抗感染，如合并真菌感染加用氟康唑。

c. 祛痰止咳平喘。

② 败血症：

a. 血培养。

b. 尽早抗感染。

c. 如有化脓灶，必要时行外科切开或穿刺排脓。

③ 上消化道出血：

a. 急查血常规，暂禁食，视情况配血浆、去白悬浮红细胞。

b. NS（GS）50mL＋奥美拉唑 40mg 微泵 q8h。

c. 降门脉压：NS（GS）50mL（250mL）＋奥曲肽 0.3mg 微泵 q8h（相当于 37.5μg/min）/q6h（相当于 50μg/min）；NS 250mL＋生长抑素 3mg 微泵 q8h；若仍不能止血，必要时用特利加压素首剂 2mg iv，之后 1mg q6h。

d. GS 250mL＋维生素 C 3g＋酚磺乙胺注射液 3g，各种出血均可。

e. NS 100mL（冰）＋去甲肾上腺素 8mg po tid。

f. 磷酸铝 1 袋＋云南白药 0.5g tid。

g. 注射用血凝酶（巴曲亭）1 支 q12h iv。

h. 食管静脉曲张套扎术（需注意风险，尤其合用硬化剂注射治疗时）。

i. 经颈静脉肝内门腔分流术（TIPS）。

（8）恢复期及后遗症期治疗　可进行康复治疗。

（李明）

二、森林脑炎

1. 概述

（1）病原学　蜱传脑炎病毒。

（2）流行病学特征

① 传染源：带病毒的啮齿动物如灰鼠、野鼠、刺猬等，鸟类。

② 传播途径：硬蜱叮咬。蜱不仅是传播媒介，也是重要

的储存宿主。

③ 流行特征：有严格季节性，自 5 月上旬开始，6 月为高峰，约 80％病例发生在 5～6 月间。多发于春夏季，患者主要与森林作业有关，多见于采伐工人，青壮年居多。

（3）发病机制　通过蜱的叮咬森林脑炎病毒进入人体，在淋巴结和单核巨噬细胞系统内进行复制。复制的病毒不断释放而感染肝、脾等脏器，感染后 3～7 天，复制的病毒大量释放至血液中形成病毒血症，可表现病毒血症症状，病毒随血流进入脑毛细血管，最后侵入神经细胞，产生广泛性炎症改变。

2. 诊断要点

（1）森林地区工作，春夏季发病，有蜱虫叮咬史。

（2）临床特征

① 症状（临床分期）：

a. 潜伏期：一般为 10～15 天，最短 2 天，长者可达 35 天。

b. 前驱期：一般数小时至 3 天，表现为低热、头昏、乏力、全身不适、四肢酸痛。大多数患者为急性发病，1～2 天内到高峰。

c. 急性期：

Ⅰ. 发热，2～3 天达高峰（39.5～41℃），大多数患者持续 5～10 天，然后阶梯状下降，经 2～3 天下降至正常。

Ⅱ. 伴头痛、全身肌肉痛、无力、食欲缺乏、恶心、呕吐等，还可出现面部、颈部潮红，结膜充血，脉搏缓慢。

Ⅲ. 部分重症患者有心肌炎表现，常有心音低钝、心率增快、心电图检查有 T 波改变。严重患者可以突然出现心功能不全、急性肺水肿等。

Ⅳ. 约半数以上患者有不同程度神志、意识变化，如昏睡、表情淡漠、意识模糊、昏迷，亦可出现谵妄和精神错乱。若脑膜受累表现为剧烈头痛，以颞部及后枕部持续钝痛多见，伴恶心、呕吐、颈项强直；肌肉瘫痪以颈肌及肩胛肌与上肢联合瘫痪最多见，下肢肌肉和颜面肌瘫痪较少，瘫痪多呈弛缓型，一般出现在病程第 2～5 天，大多数患者经 2～3 周后逐渐恢复，少数留有后遗症而出现肌肉萎缩，留有残疾。由于颈肌和肩胛肌瘫痪而出现本病特有的头部下垂表现，肩胛肌瘫痪时，手臂呈摇摆无依状态。部分患者出现锥体外束征，如震颤、不自主运动等。偶尔可见语言障碍、吞咽困难等延髓麻痹症状，或中枢性面神经和舌下神经的轻瘫。

d. 恢复期：平均 10～14 天，体温下降，肢体瘫痪逐步恢复，神志转清，各种症状消失。

② 体征：神志意识改变，面部、颈部潮红，结膜充血，脉搏缓慢；合并心肌炎可出现心音低钝、心率增快；脑膜刺激征如布鲁津斯基征、克尼格征、颈项强直等；部分患者出现锥体外束征，如震颤、不自主运动等。

（3）辅助检查

① 血常规检查：白细胞升高，为（10～20）×10^9/L，中性粒细胞升高。

② 脑脊液检查：脑脊液清亮，透明，压力升高，细胞数（50～500）×10^6/L，以淋巴细胞升高为主，蛋白含量正常或轻度增高、糖和氯化物含量正常。

③ 血清学检查：补体结合试验（CFT）及血凝抑制试验（HLT），双份血清效价增加 4 倍以上有诊断意义，或 CFT 单份血清效价＞1：16；HIT 单份血清效价＞1：320。

④ 电生理检查：脑电图呈弥漫性慢波或散在慢波。心电图呈 T 波改变。

3. 治疗要点及处方须知

（1）一般治疗　早期虫媒隔离，休息，室内降温，补充液体及营养，加强护理。

（2）病原治疗　早期应用，GS/NS 100mL＋利巴韦林注射液 10～15mg/kg q12h ivgtt，疗程 3～4 周。

（3）神经系统受损治疗

① 甘露醇注射液 2.5～5mL/kg q4/6/8h，症状改善每 3～5 天减量。

② NS 100mL＋地塞米松磷酸钠注射液 10mg/甲泼尼龙 40mg qd ivgtt，3～7 天，注意护胃。〔若未用激素时体温、脑膜刺激征改善，但脑脊液中蛋白仍高（＞1g），可试用激素 3～5 天，半个月后复查，若升高需考虑其他问题，病程很重要。〕

③ 静脉注射人免疫球蛋白 1g/kg ivgtt。

④ GS/NS 50mL＋奥美拉唑注射液 0.6～0.8mg/kg qd/bid ivgtt。

⑤ 苯巴比妥 5～10mg/kg im。

⑥ 水合氯醛 0.5～1mL/kg 灌肠，成人 1～2g。

⑦ 地西泮 10～20mg iv/im。

（4）降温治疗　物理降温为主。

① 布洛芬混悬液 10mL。

② 双氯芬酸钠栓 18.5mg（1/3～1/4 片）塞肛，注意易出现休克。

③ 新癀片 2～4 片 tid。

④ 安乃近注射液 2mL（1 支）1～2 滴/次 滴鼻。

（5）并发症及后遗症治疗

① 支气管肺炎：

a. 血象增高，痰培养可找到致病菌。

b. 积极抗感染。

c. 祛痰止咳平喘。

② 瘫痪后遗症：可用针灸、推拿、热疗、电疗、体疗等综合治疗措施。

（向天新）

第二节　肠道病毒性脑炎/脑膜炎

一、脊髓灰质炎病毒性脑炎

1. 概述

（1）病原学　脊髓灰质炎病毒。

（2）流行病学特征

① 传染源：患者、隐性感染者。

② 传播途径：消化道、飞沫传播。

③ 流行特征：多见于 6 个月～5 岁小儿。

（3）发病机制　病毒经口咽或肠道黏膜进入淋巴组织生长，一方面从口、咽分泌物或粪便中排出，一方面经淋巴道或血液循环扩散到其他器官，如非神经组织（呼吸道、肠道、皮肤、心、肝、肾、胰、肾上腺等）及中枢神经。

2. 诊断要点

（1）流行期间与患者接触，最近曾接种过脊髓灰质炎疫苗的儿童。

（2）临床特征

① 症状（临床分期）：

a. 前驱期：发热、乏力、咽痛、咳嗽等上呼吸道症状，或恶心、呕吐、便秘/腹泻、腹痛等消化道症状。

b. 瘫痪前期：出现头痛，颈背、四肢肌痛等神经系统症状，颈背强直不能前俯，克尼格征、布鲁津斯基征阳性。

c. 瘫痪期（脑型）：发生肌力减弱、意识障碍、高热、谵妄、震颤、惊厥、昏迷、强直性瘫痪等。

d. 恢复期及后遗症期：急性期过后 1～2 周，瘫痪肢体逐渐恢复，肌力也逐步增强。以远端起逐渐恢复，最初 2～3 个月恢复健康，1～2 年后仍不能恢复成为后遗症。

② 体征：脑膜刺激征如布鲁津斯基征、克尼格征、颈项强直等，三脚架征（患者在床上起坐时需两臂向后伸直支撑身体）和霍伊内（Hoyne）征阳性。

（3）辅助检查

① 血常规检查：白细胞、中性粒细胞大多正常或偏低。

② 脑脊液检查：细胞数（50～500）×10^6/L，早期以中性粒细胞升高为主，后期以淋巴细胞升高为主；糖含量略高，氯化物含量正常，蛋白含量稍增加，至瘫痪第 3 周可出现细胞-蛋白分离（细胞数下降、蛋白含量继续升高，第 4～10 周逐渐恢复）。

③ 血清学检查：特异性 IgM 抗体阳性或 IgG 抗体升高 4 倍。

④ 影像学检查：头颅 MRI 示斑片、片状。

3. 治疗要点及处方须知

（1）隔离　自起病之日起隔离 40 天，第 1 周为呼吸道和消化道隔离，第 2 周后为消化道隔离。

（2）一般治疗　卧床至退热后 1 周。肌痛、四肢项背强直可局部湿热敷，必要时可镇痛。

（3）神经系统受损治疗

① 甘露醇注射液 2.5～5mL/kg q4/6/8h，症状改善每3～5 天减量；50％ GS 40mL iv；呋塞米注射液 20mg iv。

② NS 100mL＋地塞米松磷酸钠注射液 10mg/甲泼尼龙40mg qd ivgtt，3～5 天，减轻水肿，注意护胃。

③ 静脉注射人免疫球蛋白 5g ivgtt qd。

④ GS/NS 50mL＋奥美拉唑注射液 0.6～0.8mg/kg qd/bid ivgtt。

⑤ 苯巴比妥 5～10mg/kg im。

⑥ 地西泮 10～20mg iv/im。

（4）并发症治疗

① 水电解质紊乱：

a. 可因瘫痪患者用呼吸机、高热、出汗、不能进食等引起。

b. 鼓励患者摄入清淡流质饮食，依据血电解质结果补充电解质。

② 心肌炎：

a. 营养心肌：环磷腺苷 20～40mg im bid。

b. 极化液：10％ GS 500mL＋胰岛素 8U＋氯化钾 1g ivgtt，7～10 天为 1 个疗程。

③ 肺不张：

a. 消除肺不张的病因：如怀疑为梗阻，应做纤维支气管镜检查。

b. 鼓励患者咳嗽、翻身、深呼吸，必要时行呼气末正压通气（PEEP）和持续气道正压通气（CPAP）。

（5）恢复期及后遗症期治疗　可进行康复治疗。

（熊英）

二、柯萨奇病毒、埃可病毒及肠道病毒 71 型性脑膜炎/脑炎

1. 概述

（1）病原学　柯萨奇病毒、埃可病毒及肠道病毒 71 型。

（2）流行病学特征

① 传染源：患者、隐性感染者。

② 传播途径：粪-口传播、呼吸道飞沫、接触患者疱疹液传播。

③ 流行特征：夏秋季发病率高。

（3）发病机制　肠道病毒经眼部、呼吸道、口腔、消化道侵入黏膜，在上皮细胞及咽部或肠壁淋巴组织增殖，经淋巴管或血液循环扩散到中枢神经。

2. 诊断要点

（1）多于夏秋季发病。

（2）临床特征

① 症状：

a. 前驱症状：发热、头痛、呕吐、咽痛、流涕、肌痛、精神淡漠等。

b. 神经精神症状：头痛呕吐加剧，全身性或局部性抽搐，嗜睡或昏睡，惊厥，伴精神症状，兴奋多语、烦躁不安、精神忧郁、打人骂人等。

c. 伴随症状：多伴有麻疹样或水疱样皮疹。

② 体征：脑膜刺激征如布鲁津斯基征、克尼格征、颈项强直等；病理征如巴宾斯基征、奥本海姆征、戈登征、查多克征。

（3）辅助检查

① 血常规检查：WBC 正常或偏低。

② 脑脊液检查：细胞数（10~300）×10^6/L，早期以中性粒细胞升高为主，后期则以淋巴细胞或单核细胞升高为主；蛋白含量轻度增高、糖和氯化物含量正常。

③ 免疫学检查：血清和脑脊液中特异性 IgM 抗体阳性或 IgG 抗体升高 4 倍。

④ 影像学检查：头颅 CT 可发现脑水肿、脑软化灶等。

3. 治疗要点及处方须知

（1）一般治疗 保持呼吸道通畅，按需给氧，监测生命体征及瞳孔变化。

（2）抗病毒治疗 GS/NS 100mL＋利巴韦林注射液 10~15mg/kg q12h ivgtt；NS 250mL＋阿昔洛韦注射液 0.5g q8h，疗程 7~10 天。

（3）继发感染治疗 头孢呋辛、阿奇霉素、阿莫西林克拉维酸钾等。

（4）神经系统受损治疗

① 甘露醇注射液 2.5~5mL/kg q4/6/8h，症状改善每 3~5 天减量。

② NS 100mL＋地塞米松磷酸钠注射液 10mg qd ivgtt，3~7 天，注意护胃。

③ 静脉注射人免疫球蛋白 1g/kg ivgtt。

④ GS/NS 50mL＋奥美拉唑注射液 0.6~0.8mg/kg qd/bid ivgtt。

⑤ 必要时予苯巴比妥 5~10mg/kg im 或地西泮 10~20mg iv/im 镇静。

（5）呼吸循环系统受累治疗

① 酚妥拉明注射液 0.5~5μg/(kg·min) 微量泵 0.5mL/h

起，依血压调整（必要时备好血液制品，容易低血压）。

② 神经源性肺水肿：米力农注射液 $50\sim100\mu g/kg$ iv 首剂，之后 $0.5\sim0.7\mu g/(kg\cdot min)$ 泵。

③ 西地兰注射液 0.2mg（半支）＋20mL 慢 iv。

（6）病毒性心肌炎治疗　高热、WBC 不明原因增高且查不出感染灶，需警惕。

① 营养心肌：环化腺苷酸 $20\sim40$mg im bid。

② 极化液：10% GS 500 mL＋胰岛素 8U＋氯化钾 1g ivgtt，$7\sim10$ 天为 1 个疗程。

（7）恢复期及后遗症期治疗　可进行康复治疗。

（黄建生）

第三节　疱疹性脑炎

一、单纯疱疹性脑炎

1. 概述

（1）病原学　单纯疱疹病毒是一种嗜神经 DNA 病毒，有两种血清型，即 HSV-1 和 HSV-2。

（2）流行病学特征

① 传染源：患者和病毒携带者。

② 传播途径：主要通过密切接触与性接触传播，亦可通过飞沫传播。

③ 流行特征：一年四季均可发病，无明显性别差异，任何年龄均可发病。

（3）发病机制　HSV 首先在口腔和呼吸道或生殖器引

起原发感染，机体迅速产生特异性免疫力而康复，但不能彻底消除病毒，病毒以潜伏状态长期存在体内，而不引起临床症状。神经节中的神经细胞是病毒潜伏的主要场所，HSV-1主要潜伏在三叉神经节，HSV-2潜伏在骶神经节。当人体受到各种非特异性刺激使机体免疫力下降，潜伏的病毒再度活化，经三叉神经轴突进入脑内，引起颅内感染。成人超过2/3的HSV-1脑炎由再活化感染而引起，其余由原发感染引起，而HSV-2脑炎则大多数由原发感染引起。人类大约90%单纯疱疹性脑炎（HSE）由HSV-1引起，仅10%由HSV-2所致，且HSV-2所引起的HSE主要发生在新生儿，是新生儿通过产道时被HSV-2感染所致。

2. 诊断要点

（1）发生于任何年龄，一年四季均可发病，有口唇疱疹或生殖道疱疹史。

（2）临床特征

① 症状：

a. 前驱期：发热、全身不适、头痛、肌痛等。

b. 极期：多急性起病，可有口唇疱疹史，体温可达38.4～40.0℃，头痛。精神异常表现突出，多数患者有意识障碍，表现为言语不清、精神错乱、定向力障碍、不安、幻视、幻听、行为异常。约1/3患者可出现全身性或部分性痫性发作，重症者可因广泛脑实质坏死和脑水肿引起颅内压增高，脑疝形成而死亡。

② 体征：脑膜刺激征如布鲁津斯基征、克尼格征、颈项强直等，意识障碍，偏盲，偏瘫，失语，眼肌麻痹，共济失调等。

（3）辅助检查

① 血常规检查：WBC 正常或轻度升高。

② 脑脊液检查：脑脊液压力正常或轻度增高，重症者可明显增高；有核细胞数增多至（50~100）×10^6/L，以淋巴细胞为主，可有红细胞数增多；蛋白含量轻度增高、糖和氯化物含量正常。

③ 免疫学检查：血清和脑脊液中 HSV 特异性 IgM 抗体阳性或 IgG 抗体升高 4 倍。

④ 影像学检查：头颅 CT 可见单侧或双侧颞叶、海马及边缘系统局灶性低密度影。头颅 MRI 可发现脑实质 T_1 低信号、T_2 高信号。

3. 治疗要点及处方须知

（1）一般治疗　卧床休息，严密监测生命体征及瞳孔变化，加强防护、防止坠床和舌咬伤，保证热量供给，维持水电解质平衡。

（2）抗病毒治疗　NS 250mL＋阿昔洛韦注射液 0.5g q8h，或 NS 250mL＋更昔洛韦注射液 0.25g q12h，疗程 14~21 天。

（3）降颅压

① 甘露醇注射液 2.5~5mL/kg q4/6/8h，症状改善每 3~5 天减量；50% GS 40mL iv；呋塞米注射液 20mg iv。

② NS 100mL＋地塞米松磷酸钠注射液 10mg/甲泼尼龙 40mg qd ivgtt，3~7 天，注意护胃。[若未用激素时体温、脑膜刺激征改善，但脑脊液中蛋白仍高（＞1g），可试用激素 3~5 天，半个月后复查，若升高需考虑其他问题，病程很重要。]

③ 若病情危重，可甘露醇注射液 250mL＋地塞米松磷

酸钠注射液 5mg q8h，之后每 3 天后降为 5mg q12h、2.5mg q12h、1mg q12h，若病情改善可改为口服降阶梯治疗。

（4）抗感染治疗　若经抗病毒治疗后体温、脑膜刺激征等症状未改善，且脑脊液细胞数升高需注意化脓性脑膜炎，及时加用抗感染药物治疗。

（5）加强免疫力及护胃

① 静脉注射人免疫球蛋白 0.4g/(kg·d) ivgtt，3～5 天。

② GS/NS 50mL＋奥美拉唑注射液 0.6～0.8mg/kg qd/bid ivgtt。

（6）躁动时镇静

① 苯巴比妥 5～10mg/kg im。

② 地西泮 10～20mg iv/im。

③ 若有精神症状，及时对症处理，但需注意除了疾病本身引起，还有药物因素（如激素、替加环素、碳青霉烯类、喹诺酮类、伏立康唑等）。

4. 预后

病死率很高，约 33%～80%，也有报道 100% 死亡率。

（张一）

二、水痘-带状疱疹性脑炎

1. 概述

（1）病原学　水痘-带状疱疹病毒。

（2）流行病学特征

① 传染源：水痘和带状疱疹患者。

② 传播途径：飞沫传播、密切接触传播。

③ 流行特征：多见于老年人。

（3）发病机制　病毒侵入口腔和鼻黏膜增殖后入血，或在单核吞噬细胞系统内增殖后入血，致各器官病变。皮肤、感觉神经、中枢神经系统受侵犯。带状疱疹后脑炎可由神经节逆行直接传入。

2. 诊断要点

（1）多见于老年人。

（2）临床特征

① 症状：潜伏期7～14天。

a. 初期：低热、乏力、受累神经节支配区有钝痛或牵扯痛，3～5天后神经节相应皮肤区出现成簇带状疱疹，伴明显神经痛。

b. 脑炎期：出疹到出现中枢神经系统症状时间不等，平均7周内出现，有发热、头痛、呕吐、抽搐、偏瘫、精神异常、意识障碍等。脑干受累者可出现颅神经麻痹、共济失调。

② 体征：神经节相应皮肤区可见成簇带状疱疹，脑膜刺激征如布鲁津斯基征、克尼格征、颈项强直等，意识障碍，偏盲，偏瘫，失语，眼肌麻痹，共济失调等。

（3）辅助检查

① 血常规检查：WBC、中性粒细胞正常。

② 脑脊液检查：脑脊液压力增高；有核细胞数增多至 $(50～500)\times10^6/L$，蛋白含量轻度增高、糖和氯化物含量正常。

③ 免疫学检查：血清和脑脊液中水痘-带状疱疹病毒 IgM 抗体阳性或 IgG 抗体升高4倍。

3. 治疗要点及处方须知

（1）一般治疗　卧床休息，严密监测生命体征及瞳孔变化，加强防护、防止坠床和舌咬伤，保证热量供给，维持水电解质平衡。

（2）抗病毒治疗　NS 250mL＋阿昔洛韦注射液 0.5g q8h，或 NS 500mL＋阿糖腺苷注射液 0.75g qd。

（3）神经系统受损治疗

① 甘露醇注射液 2.5～5mL/kg q4/6/8h，症状改善每3～5 天减量；50％ GS 40mL iv；呋塞米注射液 20mg iv。

② 不主张用糖皮质激素，如应用宜短程。

③ 静脉注射人免疫球蛋白 1g/kg ivgtt。

④ 地西泮 10～20mg iv/im。

（4）镇痛治疗　布洛芬缓释胶囊 0.3g qd。

（5）外涂　炉甘石洗剂、阿昔洛韦软膏。

（程娜）

三、EB病毒性脑炎

1. 概述

（1）病原学　EB 病毒。

（2）流行病学特征

① 传染源：患者。

② 传播途径：唾液传播，偶尔可通过输血传播。

③ 流行特征：全年均可发生，多见于秋冬季，多呈散发性。

（3）发病机制　EB 病毒侵入人体，在鼻咽部淋巴组织内繁殖，后进入血液循环形成病毒血症，B 细胞首先受累，激发自身抗体产生，导致 T 细胞强烈反应，形成病毒感染后变态反应性神经系统损害。

2. 诊断要点

（1）多见于儿童或青年。

（2）临床特征

① 症状：潜伏期 7～14 天，初期 8～10 天不规则发热，全身淋巴结肿大及肝脾大和咽峡炎。2 周后出现神经系统症状，分为 4 类。

a. 淋巴细胞脑膜炎：最为多见，头痛、恶心、呕吐、全身不适、脑膜刺激征。无其他神经系统阳性体征。

b. 脑脊髓炎：有大脑、小脑、脑干及脊髓受损征象，表现为抽搐、意识障碍、谵妄、偏瘫、失语、眩晕、眼球震颤、发音障碍、共济失调、大小便困难等。

c. 多发性神经炎：表现为颅神经及周围神经损害，以面神经麻痹多见，少数有视神经炎。急性感染性多发性神经炎表现为两侧对称性神经麻痹和肢体弛缓性瘫痪、感觉障碍。

d. 单神经炎：单个神经受损现象，如嗅觉丧失或视神经乳头炎等。

② 体征：脑膜刺激征阳性，意识障碍，偏瘫，失语，眼球震颤，共济失调，感觉障碍等。

（3）辅助检查

① 血常规检查：发病早期，WBC 正常或稍低，第 1 周末可升至 $(10～20)×10^9/L$，以单核细胞升高为主，可见异型淋巴细胞。

② 脑脊液检查：脑脊液压力增高，轻度淋巴细胞数增多，蛋白含量轻度增高，糖和氯化物含量正常。可测得 EBV-VCA 抗体。

③ 血清学检查：约 80%～90% 患者血清种含有嗜异性

抗体，早期较高滴度 EB 病毒 IgM 抗体有诊断意义。

3. 治疗要点及处方须知

（1）一般治疗　卧床休息，严密监测生命体征及瞳孔变化，加强防护、防止坠床和舌咬伤，保证热量供给，维持水电解质平衡。

（2）抗病毒治疗　NS 250mL＋阿昔洛韦注射液 0.25g q12h，或 NS 500mL＋阿糖腺苷注射液 0.75g qd。

（3）神经系统受损治疗

① 甘露醇注射液：2.5～5mL/kg q4/6/8h，症状改善每 3～5 天减量；50%GS 40mL iv；呋塞米注射液 20mg iv。

② 糖皮质激素可用于喉头水肿及中枢神经系统严重并发症。

③ 静脉注射人免疫球蛋白 0.4g/(kg·d) ivgtt。

④ 地西泮 10～20mg iv/im。

（4）对症治疗　降温、抗痉、预防感染等。

（史宇飞）

四、巨细胞病毒性脑炎

1. 概述

（1）病原学　人巨细胞病毒（HCMV）。

（2）流行病学特征

① 传染源：患者及急性带毒者。已发现在血液、唾液、眼泪、尿液、精液、粪便、子宫颈和阴道分泌物、乳汁中均存在 HCMV。

② 传播途径：垂直传播、水平传播、医源性感染、性传播。

③ 流行特征：多数人在幼年或青年时期获得感染，男女无明显差异，无流行季节性倾向。

（3）发病机制　HCMV 通过与细胞膜融合或经吞饮作用进入细胞，借淋巴细胞或单核细胞播散，潜伏于各组织器官，在免疫受损缺陷下可活化并复制，引起间质性炎症及灶性坏死，在脑内可有坏死性肉芽肿及广泛钙化。

2. 诊断要点

（1）多见于免疫抑制及免疫缺陷者（如艾滋病）。

（2）临床特征

① 症状：较少见，表现为头痛、意识障碍、情感障碍、记忆力减退、局灶性脑损害症状。

② 体征：意识障碍、偏瘫、失语、共济失调等。

（3）辅助检查

① 血常规检查：WBC升高，淋巴细胞升高，出现异型淋巴细胞，常占白细胞总数 10% 以上。

② 脑脊液检查：脑脊液压力增高，细胞数正常或单核细胞增多，蛋白含量轻度增高，糖和氯化物含量正常。

③ 血清学检查：巨细胞病毒 IgM 抗体阳性或 IgG 抗体呈 4 倍以上升高有诊断意义。

3. 治疗要点及处方须知

（1）一般治疗　卧床休息，严密监测生命体征及瞳孔变化，加强防护、防止坠床和舌咬伤，保证热量供给，维持水电解质平衡。

（2）抗病毒治疗　NS 250mL＋更昔洛韦注射液 0.25g q12h，或膦钾酸钠，初始剂量为 60mg/kg q8h，2～3 周后改维持剂量 90～120mg/kg，注意肾毒性、电解质紊乱、头痛、乏力等不良反应。

（3）神经系统受损治疗

① 甘露醇注射液：2.5～5mL/kg q4/6/8h，症状改善每3～5天减量；50%GS 40mL iv；呋塞米注射液 20mg iv。

② 糖皮质激素使用有争议，但在出现颅压显著升高、脑疝、呼吸衰竭时配合抗病毒药物可短程应用。

③ 静脉注射人免疫球蛋白 0.4g/（kg·d）ivgtt。

④ 地西泮 10～20mg iv/im。

（4）对症治疗　降温、抗痉、预防感染等。

（杨丽霞）

第四节　继发性病毒性脑炎

一、麻疹病毒脑脊髓炎

1. 概述

（1）病原学　麻疹病毒。

（2）流行病学特征　麻疹病毒脑脊髓炎在发疹性脑炎中最多见，发生率 0.03%～0.2%，多出现在出疹后 1～7 天，也可在发疹前和及出疹后数周。病死率 15%～20%。

（3）发病机制　可能为麻疹病毒直接侵犯中枢神经系统或麻疹病毒感染后引起的变态反应性脑脊髓炎。基于变态反应，脑炎多发生在疾病的第 10～14 天，且脑炎的轻重与麻疹轻重无关。

2. 诊断要点

（1）麻疹流行季节，出现发热、咳嗽、结膜炎、皮肤斑丘疹、颊黏膜麻疹黏膜斑等症状。

（2）临床特征

① 麻疹恢复期体温再次上升，伴有头痛、嗜睡、精神萎靡，甚至可出现惊厥、昏迷、肌肉强直等神经症状。昏迷多在 1～3 天后减轻，亦有持续数日或数周者，昏迷迅速恢复是预后好的象征。亦可有脊髓炎、多发性神经炎、视神经炎病变。短暂性弥漫性脑症状患者预后好，往往完全恢复，不留后遗症；多灶性或弥漫性神经系统损害，数周至数月才恢复，常留有后遗症。

② 亚急性硬化性全脑炎：是麻疹病毒慢性持续感染所致的一种罕见的致命性中枢神经系统退变性疾病，早期以炎症性病变为主，晚期主要为神经元坏死和胶质增生，核内包涵体是本病的特征性改变之一。患麻疹后数月至数年（通常数年）发生进行性，常为致命性神经系统（大脑）紊乱，伴典型的智力损害、阵发性肌痉挛和癫痫。

（3）辅助检查

① 血常规检查：白细胞减少，淋巴细胞相对升高。

② 脑脊液检查：脑脊液压力增高，常规、生化可以正常或细胞数和蛋白含量轻度升高、淋巴升高为主，糖及氯化物含量正常。

③ 血清学检查：麻疹抗体阳性。

④ 脑电图检查：弥漫性高幅慢波，两侧不一定对称。

⑤ 影像学检查：脑白质脱髓鞘改变。

3. 治疗要点及处方须知

（1）对症、支持治疗

① 保证足够能量，昏迷者鼻饲，呼吸衰竭者使用人工辅助呼吸。

② 如惊厥、抽搐，静脉推注地西泮每次 $0.1～0.3mg/kg$，

后维持用巴比妥钠 0.1g 肌内注射，必要时 6～8h 重复一次。

③ 颅内压升高者，甘露醇脱水降颅压，20％甘露醇 1～2g/kg，快速静脉滴注，q4～6h。

④ 发热者以物理降温为主。

（2）神经系统受损治疗

① 静脉注射人免疫球蛋白 0.4g/（kg·d）ivgtt。

② 激素可短程应用，效果尚好。

（程齐齐）

二、风疹性全脑炎

1. 概述

（1）病原学　风疹病毒。

（2）流行病学特征　风疹性全脑炎为罕见的严重的风疹并发症，发生率 0.02％。发病以女性较多，男与女之比 2∶3，风疹流行期间未出疹性风疹也可发生脑炎，病死率 15％～20％。

（3）发病机制　尚不清楚，可能为风疹病毒直接侵犯中枢神经系统或风疹病毒感染后引起的变态反应性脑脊髓炎。

2. 诊断要点

（1）冬春季节多见，有风疹接触史，神经系统症状出现前 1 周有风疹病史（发热、耳后淋巴结炎、皮疹）。

（2）临床特征

① 获得性风疹性全脑炎：多发生在风疹皮疹消退后，少数病例可与皮疹同时出现。临床表现为高热、头痛，进而出现嗜睡、昏迷、脑膜刺激征、偏瘫。病程短，常可自限，痊愈较完全。有脑干及脊髓损害时可出现间歇性昏迷、复视、眼球震颤、瞳孔散大、颅神经麻痹、截瘫、腱反射亢

进等。

② 先天性风疹性全脑炎：新生儿出生前受到风疹病毒感染出现多种先天缺陷，包括头小畸形、耳聋、视力障碍等，出生后嗜睡，肌张力低下、前囟门膨胀、角弓反张、惊厥、运动发育停止、小脑性共济失调，智力下降等。

（3）辅助检查

① 血常规检查：白细胞减少，淋巴细胞相对升高。

② 脑脊液检查：脑脊液压力增高，淋巴细胞升高为主，蛋白含量轻度升高，糖及氯化物含量正常。先天性风疹患儿脑脊液中有的可分离到风疹病毒。

③ 血清学检查：常用酶联免疫斑点技术检测法，血、脑脊液中风疹病毒IgM抗体阳性。

④ 脑电图检查：无特征性改变。广泛节律失调及慢波，不对称性或局限性高电压波。通过治疗病情好转，脑电图可在短期内有明显好转。

⑤ 影像学检查：脑白质脱髓鞘改变，先天性风疹性全脑炎CT扫描可见脑室扩大，尤其是由小脑萎缩引起的第四脑室扩大。

3. 治疗要点及处方须知

（1）对症、支持治疗

① 保证足够能量。

② 颅内压升高者，甘露醇脱水降颅压，20%甘露醇1～2g/kg，快速静脉滴注，q4～6h；发热者物理降温为主。

③ 能量合剂及脑神经肽药物治疗。

④ 对意识障碍患儿用纳洛酮治疗，剂量为每次0.01～0.03mg/kg，每天3次静脉滴注，连用1～2周。

（2）抗病毒治疗　无特效抗病毒药物，临床上多使用阿昔洛韦、更昔洛韦、利巴韦林、干扰素抗病毒。

（3）应用免疫球蛋白。

（4）激素可短程应用。

（5）先天性风疹性全脑炎　先天性风疹的预防大于治疗，将风疹疫苗纳入计划免疫。一旦发生风疹性全脑炎可采取药物、康复治疗及教育相结合的综合性措施。

（何江龙）

三、流行性腮腺炎病毒脑膜脑炎

1. 概述

（1）病原学　腮腺炎病毒。

（2）流行病学特征　冬春季节流行，流行性腮腺炎病毒脑膜脑炎是流行性腮腺炎的神经系统并发症之一，发病率为 $1\% \sim 9\%$。

（3）发病机制　病毒可通过血-脑屏障侵入神经系统，由病毒的血溶-细胞融合糖蛋白所致，以脑膜炎居多。

2. 诊断要点

（1）病前 2～3 周有流行性腮腺炎接触史、腮腺炎症状（单侧或双侧腮腺肿痛伴发热）。

（2）临床特征　常发生在腮腺炎发病后 4～5 天，主要表现体温升高、头痛、呕吐、嗜睡及脑膜刺激征等，极少有昏迷、抽搐。本病预后良好，患者一般在 2～10 天后全部恢复，无后遗症，但亦有少部分遗留耳聋、视力减退。

（3）辅助检查

① 血常规检查：白细胞正常或稍减少，淋巴细胞相对升高。

② 脑脊液检查：脑脊液压力正常或轻度升高，白细胞增高，一般在（25～500）×10⁶/L，淋巴细胞升高为主，蛋白含量轻度升高，糖及氯化物含量正常，部分患者脑脊液中可分离出腮腺炎病毒，病毒核酸检测阳性。

③ 血清学检查：ELISA、补体结合试验或中和试验、凝胶溶血试验检测血或脑脊液中腮腺炎 IgM 抗体。

3. 治疗要点及处方须知

（1）对症、支持治疗

① 卧床休息、避免酸性饮料、低脂肪饮食、保证足够能量。

② 颅内压升高者，应用 20% 甘露醇 1～2g/kg，静脉快速滴注，q4～6h。

③ 发热者可给予物理降温。

（2）抗病毒治疗　利巴韦林 1g/d，儿童 10～15mg/kg，静脉滴注，疗程 5～7 天，但疗效有待确定。亦有报告用干扰素 α-2b 协同抗病毒治疗，促进恢复。

（3）激素治疗　严重病例可用肾上腺皮质激素，地塞米松 5～10mg 静脉滴注，短期（3～5 天）使用。

（何颖）

四、腺病毒脑膜炎

1. 概述

（1）病原学　腺病毒，迄今为止，已发现 7 个群（A～G），68 个血清型，引起神经系统疾病主要是 3、5、6、7 和 12 型腺病毒。

（2）流行病学特征　腺病毒一般不引起人的严重疾病，

主要通过空气飞沫传播，有些型别可通过消化道途径传播，在敏感人群中引起急性呼吸道疾病和结膜炎，在婴幼儿中引起较严重的急性腺病毒肺炎。腺病毒引起神经系统疾病的报道较少，多见于婴幼儿和免疫缺陷患者。腺病毒可引起脑膜炎、脊髓炎，脑炎很少见。

（3）发病机制　由于血清、脑脊液中很少分离出病毒，发病机制尚不能确定。

2. 诊断要点

（1）临床特征　急性脑膜炎表现：发热、剧烈头痛、颈项强直、嗜睡伴有全身不适，肌肉酸痛。腺病毒脑膜炎是一种良性自限性疾病，病程数天至2周，预后良好。腺病毒脑膜炎常常和腺病毒肺炎伴发。

（2）辅助检查

① 脑脊液检查：脑脊液压力正常或轻度升高，白细胞增高，以淋巴细胞升高为主，蛋白含量轻度升高，糖及氯化物含量正常。

② 血清学检查：血凝抑制试验、补体结合试验或中和试验。

③ 实时荧光定量PCR检测：进行分型鉴定。

④ 病原学检查：咽拭子及脑脊液中分离出腺病毒，诊断较困难，不易在临床上推广。

3. 治疗要点及处方须知

（1）对症、支持治疗

① 保证足够能量。

② 颅内压升高者，甘露醇脱水降颅压，20％甘露醇1～2g/kg，静脉快速滴注，q4～6h。

③ 发热者物理降温为主。

（2）抗病毒治疗　疗效不肯定，奥司他韦、利巴韦林、α干扰素等对腺病毒的治疗有一定的抑制作用，早期应用有一定的效果。

（车媛梅）

五、狂犬病毒脑脊髓炎

1. 概述

（1）病原学　狂犬病毒。

（2）流行病学特征

① 传染源：带狂犬病毒的动物，主要是犬、猫等家畜。

② 传播途径：通过咬伤传播。

③ 及时、全程、足量注射狂犬病疫苗和免疫球蛋白者发病率低，免疫力低下或缺陷者发病机会多。

（3）发病机制　狂犬病毒主要通过破损的皮肤或黏膜侵入人体，经神经末梢上行进入中枢神经系统导致致死性的感染。

2. 诊断要点

（1）临床特征　有狂犬或病兽咬伤或抓伤史。潜伏期一般为 1～3 个月，出现典型的症状如恐水、怕风、咽喉痉挛，或怕光、怕声、多汗、流涎，咬伤部位出现麻木、感觉异常。狂犬病的整个病程一般不超过 6 天，典型临床经过分 3 期，即前驱期、兴奋期、麻痹期。

以脊髓或延髓受损为主的患者，无兴奋期和典型的恐水表现，常有高热、头痛、呕吐、腱反射消失、肢体软弱无力、共济失调和大小便失禁，呈横断性脊髓炎等症状，最终因全身迟缓性瘫痪死亡。

（2）辅助检查

① 血常规检查：白细胞总数轻至中度增多，一般为 $(12\sim30)\times10^9/L$ 不等，中性粒细胞一般占 80% 以上。

② 脑脊液检查：脑脊液压力轻度升高，白细胞轻度增高，一般不超过 $200\times10^6/L$，以淋巴细胞为主，蛋白含量轻度升高，糖及氯化物含量正常。

③ 病原学检查：可取患者的唾液、脑脊液或咬伤部位的皮肤组织检测病毒抗原、病毒核酸，分离病毒。存活 1 周以上的患者可做血清中和试验或补体结合试验检测抗体。

3. 治疗要点及处方须知

（1）单室严格隔离，专人护理，防止唾液污染，减少声、光、风等刺激。

（2）对症、支持治疗

① 痉挛发作者可予苯妥英钠、地西泮等治疗。

② 脑水肿者可予甘露醇及呋塞米等脱水剂，无效时可予侧脑室引流，20% 甘露醇 $1\sim2g/kg$，静脉快速滴注，$q4\sim6h$。

③ 吸气困难者予气管切开，发绀、缺氧者给氧、人工呼吸。

（3）抗病毒治疗　临床曾使用干扰素、阿糖腺苷、大剂量狂犬病免疫球蛋白治疗，均未成功。因为狂犬病毒特异性免疫球蛋白无法透过血-脑屏障，无助于中枢神经系统内狂犬病毒的清除。病毒 RNA 聚合酶抑制剂法匹拉韦和驼源抗体重链可变区 VHH 或 Nanobodies 等被视为可能具有狂犬病治疗价值而值得深入研究。

4. 预防措施

（1）伤口处理　被动物咬伤或抓伤后，应立即用 20%

的肥皂水或 0.1% 苯扎溴铵反复冲洗伤口至少半小时，力求去除狗涎，挤出污血。冲洗后用碘伏或酒精涂擦伤口，一般不缝合包扎伤口。狂犬病Ⅲ级暴露需使用被动免疫制剂，狂犬病免疫血清或免疫球蛋白，可在伤口底部和周围行局部浸润注射。必要时使用抗菌药物，伤口深时还要使用破伤风抗毒素。

（2）预防接种　人一旦被咬伤，疫苗注射至关重要，严重者还需注射抗狂犬病血清。暴露后免疫接种一般被咬伤者 0 天、3 天、7 天、14 天、28 天各注射狂犬病疫苗 1 针，共 5 针，每次 2mL，肌内注射。暴露前预防接种，对未被咬伤的健康者预防接种狂犬病疫苗，可按 0、7、28 天注射 3 针，每隔 1～3 年加强一次。

（程晓宇）

六、流感病毒感染所致的中枢神经系统疾病

1. 概述

（1）病原学　流感病毒。

（2）流行病学特征　冬春季节为流行季节。

（3）发病机制　有的认为由于流感病毒间接影响，即引起过敏反应所致的神经系统退变性改变，也有的认为是流感病毒直接侵犯神经系统引起的。有研究显示与血浆和脑脊液中高水平的细胞因子有关，特别是 IL-6、TNF-α，受急性"细胞因子风暴"影响。

2. 诊断要点

（1）临床特征　出现发热、急性上呼吸道感染的症状，并有明显头痛、嗜睡、抽搐甚至昏迷等神经系统症状，有的

患者出现脊髓炎症状，如下肢无力甚至截瘫、感觉障碍、尿潴留、顽固性便秘。体格检查中脑膜刺激征阳性，肌张力增高，腱反射亢进，病理征阳性。抽搐、昏迷是最显著的临床症状，也是死亡的主要病因。

（2）辅助检查

① 血常规检查：白细胞减少，淋巴细胞相对增高。

② 脑脊液检查：脑脊液压力升高，白细胞正常或轻度增高，以淋巴细胞为主，蛋白含量轻度升高。

③ 病原学检查：鼻咽拭子免疫荧光技术检测流感病毒抗原或 PCR 检测流感病毒核酸有助于早期诊断。

④ 脑电图检查：多数正常，异常者主要显示弥漫性慢波。

⑤ 头颅影像学检查：符合急性坏死性脑病表现，CT 显示脑部密度不均匀、对称性减低。

3. 治疗要点及处方须知

（1）注意呼吸道隔离。

（2）一般及对症治疗

① 发热者给予物理降温或服用解热镇痛类药物。

② 有颅内压升高者应及时脱水治疗，20%甘露醇 1~2g/kg，静脉快速滴注 q4~6h；严重患者加用呋塞米 20~40mg 静脉注射；控制抽搐，苯巴比妥 0.1~0.2g 肌内注射，地西泮 10~20mg 肌内注射或静脉注射等治疗。

（3）抗病毒治疗　神经氨酸酶抑制剂磷酸奥司他韦成人和 13 岁以上青少年的推荐口服剂量是每次 75mg，每天 2 次，共 5 天。或帕拉米韦静脉注射治疗，剂量为 10 mg/kg，1 次/d，使用 1~5 天。

（4）疑为脱髓鞘性脑炎，应予激素治疗，可用地塞米松

$10 \sim 20$ mg 静脉输液，$7 \sim 14$ 天为 1 个疗程。大剂量丙种球蛋白可起免疫调节作用。

（5）采用血浆置换或连续血液净化方法对免疫机制损伤的脑炎有效，可清除自身抗体或炎性介质。

（赖玲玲）

七、疫苗接种后脑炎

疫苗接种后脑炎是以脱髓鞘为主的急性播散性中枢神经系统疾病，是临床上以急性脑炎、脑膜炎及脊髓炎等一系列症状为表现的疾患，故又称疫苗接种后脑脊髓炎。

1. 概述

（1）相关疫苗　牛痘疫苗、乙型脑炎疫苗、狂犬病疫苗、麻疹疫苗、脊髓灰质炎疫苗等，以牛痘疫苗和乙型脑炎疫苗最多见。

种痘后脑炎是疫苗接种后脑炎的主要代表。我国 1981 年取消接种牛痘疫苗后，种痘后脑炎不再赘述。

乙型脑炎减毒活疫苗已在许多亚洲国家应用，疫苗相关的两大主要不良反应是神经病变和变态反应。神经系统不良反应发生率为 $0.2/10$ 万。

接种狂犬病疫苗是现阶段预防狂犬病无可替代的免疫措施，目前国内使用的狂犬病疫苗为浓缩 $3 \sim 5$ 倍的地鼠肾组织培养浓缩狂犬病疫苗，大范围应用后不良反应很大，主要表现为注射部位疼痛、发热、荨麻疹、过敏性紫癜，个别出现休克或脑炎。狂犬病疫苗接种后脑炎在临床极罕见，但发病突然、进展迅速、预后极差。

麻疹疫苗接种后脑炎报到相对少。最严重的为亚急性硬化性全脑炎，但极为罕见。

（2）发病机制　尚不完全清楚，一般认为和变态反应机制有关，并存在个体差异。疫苗或一些单纯的化学物质作为半抗原，刺激机体产生抗体，引起程度不同的变态反应而损伤机体组织。

2. 诊断要点

（1）1～30 天内有相关疫苗接种史。

（2）临床特征

① 急性或亚急性起病，出现神经、精神症状。由于本病可损伤神经系统的任何部分，临床表现多种多样，可致脑膜炎、脑炎、脊髓炎、周围神经损害。

② 发热、头痛、头晕常为首发症状，继而出现脑膜刺激征。大脑病损表现为抽搐、意识障碍、偏瘫失语、智力障碍、精神异常、局灶性定位体征；小脑病损表现为共济失调，肌张力低下，步态不稳，意向性震颤，冲击语言等；脑干受损表现为交叉性瘫痪，眼肌麻痹，软腭瘫痪及吞咽困难，可有视力减退、失明等视觉障碍。有的患者病情进展迅速，可因脑水肿而死亡。

（3）辅助检查

① 脑脊液检查：脑脊液压力正常或轻度升高，白细胞轻度增高，以淋巴细胞为主，蛋白含量正常或轻度升高，糖及氯化物含量正常。

② 病原学检查：病毒病原学检测阴性。

③ 脑电图检查：脑炎型患者脑电图可有弥漫性慢波活动。

3. 治疗要点及处方须知

（1）肾上腺皮质激素　早期使用，成人地塞米松 10～

20mg 或甲泼尼龙 60mg，静脉滴注，每天一次。

（2）对症治疗

① 物理降温。

② 脑水肿可予甘露醇脱水，20％甘露醇 $1\sim 2g/kg$，静脉快速滴注，q4～6h。

③ 惊厥者，给予镇静剂，可予苯妥英钠、地西泮等治疗。

④ 如有呼吸肌麻痹，可考虑气管切开，使用人工呼吸器。

（3）改善脑脊髓微循环、促进脑细胞代谢。

（饶希）

第五节　中枢神经系统慢病毒感染

中枢神经系统慢病毒感染是一类潜伏期长、起病隐匿、病程发展缓慢、可致死性疾病。病原体分为两类，一类为反转录病毒科慢病毒亚科的病毒或其他病毒，另一类为蛋白质感染因子（朊粒）。

一、艾滋病的神经系统并发症

1. 概述

（1）病原学　人类免疫缺陷病毒（HIV）。

（2）流行病学特征

① 传染源：HIV 感染者和患者。

② 传播途径：性接触、血液传播、母婴传播、器官移

植、人工授精、污染的器械等。

（3）发病机制　HIV 主要侵犯人体免疫系统，包括 $CD4^+T$ 细胞、巨噬细胞和树突状细胞等。

① 急性感染：HIV 进入局部淋巴结，增殖后产生病毒血症，$CD4^+T$ 细胞一过性迅速减少，大多未经治疗自行恢复至正常水平。

② 慢性感染：由于机体的免疫系统不能完全清除病毒，形成慢性感染。分为无症状期（$CD4^+T$ 细胞在 $350\sim800/mm^3$ 之间）和有症状期（$CD4^+T$ 细胞 $<350/mm^3$）。

2. 诊断要点

（1）病史　艾滋病高危人群如性乱交者、静脉吸毒者、HIV 抗体阳性母亲所生新生儿及职业暴露者等出现神经功能异常。

（2）临床特征　临床上将神经并发症分为 HIV 原发性中枢神经系统感染、HIV 感染相关的神经肌病、HIV 感染后神经系统继发条件性感染、HIV 感染后中枢神经系统原发或继发肿瘤、艾滋病精神障碍。

① HIV 原发性中枢神经系统感染：

a. 急性脑膜脑炎：多于 HIV 感染人体 6 周左右血清阳转同时或之后发病。表现为发热、不适、肌肉关节痛、全身淋巴结肿大、咽痛、食欲不振、腹泻、嗜睡等病毒血症。同时或稍后出现急性精神症状和意识障碍，暂时性昏迷，脑膜刺激征，常合并癫痫大发作。

b. 亚急性脑炎：亦称艾滋病痴呆综合征，最为常见。多在 HIV 感染后 1 个月发生。表现为进行性痴呆伴显著的脑萎缩、疲乏、退缩、识别障碍、记忆障碍、意识模糊、人格改变等。后期发展为严重痴呆、大小便失禁，少数伴有运动障碍、共济失调和震颤。

c. 慢性脑膜炎：表现为慢性头痛、脑膜刺激征，可有颅神经病变。

d. HIV 脊髓病：空泡性脊髓病，以进行性痉挛性截瘫、共济失调及尿失禁为特征，可有感觉和运动障碍。脊髓性肌阵挛，以突发、节律性、单个或节段性神经支配肌肉的不自主收缩为特征。

② HIV 感染相关的神经肌病：

a. 急性和慢性吉兰-巴雷综合征：表现为运动障碍、感觉障碍、颅神经麻痹、自主神经功能障碍。

b. 轴索为主的感觉性多神经病：突出的感觉是疼痛不会自行缓解。

c. 多发性单神经炎：仅局限于单个或几个神经。

d. 感觉性共济失调性神经病：进行性感觉性共济失调。

e. 炎性多神经根神经病：下肢末端和骶部感觉异常，随后迅速出现进行性下肢瘫痪且反射消失、上行性感觉丧失和尿潴留。

f. 炎性肌病：近端肌无力、肌肉酸痛、极度疲劳、肌酸激酶升高。体重减轻和热量消耗，尤其是臀部肌肉萎缩明显。

③ HIV 感染后神经系统继发条件性感染：

a. 中枢神经系统病毒感染：乳头多瘤空泡 B 族 JC 病毒、巨细胞病毒、单纯疱疹病毒、水痘-带状疱疹病毒。

b. 中枢神经系统细菌感染：结核分枝杆菌、鸟分枝杆菌、单核细胞性李斯特菌、星形诺卡菌、沙门菌等。

c. 中枢神经系统真菌感染：隐球菌、白念珠菌、烟曲霉、毛霉菌、荚膜组织胞浆菌等。

d. 脑弓形虫病。

④ HIV 感染后中枢神经系统原发或继发肿瘤：

a. 原发性中枢神经系统淋巴瘤。

b. 系统性淋巴瘤脑转移。

c. 卡波西肉瘤。

⑤ 艾滋病精神障碍：

a. 反应性精神障碍：诊断之初否认或不相信患有艾滋病，当诊断确立后以忧郁、焦虑为特征，逐渐出现消极性忧郁、紧张性激怒等。

b. 暂时性急性精神病症状：表现为精神运动性兴奋、妄想、幻觉、猜疑、行为紊乱及情感淡漠等。

c. 器质性精神障碍。

（3）辅助检查

① 免疫学检查、HIV RNA 检测。

② 脑脊液检查：常规、生化、病原体。

③ 脑电图、头颅 MRI/CT 检查。

3. 治疗要点及处方须知

隔离期：均应隔离至 HIV 或 P24 核心蛋白从血液中消失。不能献血。

（1）成人及青少年开始抗 HIV 治疗时机，见表 4-1。

表 4-1 成人及青少年开始抗 HIV 治疗时机

临床分期及实验室指标	推荐意见
急性期	建议治疗
有症状期	建议治疗
无症状期	
CD4$^+$T 细胞＜350/mm^3	建议治疗

临床分期及实验室指标	推荐意见
CD4$^+$T 细胞≥350/mm^3	一般不推荐治疗,存在以下情况时考虑治疗:CD4$^+$T 淋巴细胞每年降低大于 100/mm^3;HIV RNA>10^5 cp/mL;心血管疾病高风险;合并活动性 HBV/HCV 感染;HIV 相关肾病;妊娠。开始高效抗反转录病毒治疗(HAART)前,如果存在严重的机会性感染或既往慢性疾病急性发作,应控制病情待稳定后再治疗

(2) 婴幼儿和儿童开始抗反转录病毒治疗的指征和时机,见表 4-2。以下情况之一建议治疗。

表 4-2　婴幼儿和儿童开始抗反转录病毒治疗的指征和时机

免疫学指标	<1 岁	1~3 岁	>3 岁
CD4$^+$T 细胞百分比/%	任何水平	<20%	<15%
CD4$^+$T 细胞总数/(个/mm^3)	任何水平	<750/mm^3	<350/mm^3

(3) 抗反转录病毒药物,见表 4-3。

表 4-3　抗反转录病毒药物

药物名称	主要不良反应
a. 核苷类反转录酶抑制剂(NRTIs)	
齐多夫定(AZT)	骨髓抑制、胃肠道不适、乳酸酸中毒/严重肝脂肪变性肿大
拉米夫定(LAM)	少且轻微,偶有头痛、恶心、腹泻等胃肠道不适
司他夫定(D4T)	外周神经炎、胰腺炎、乳酸酸中毒、脂肪变性
阿巴卡韦(ABC)	超敏反应、恶心、呕吐、腹泻等胃肠道不适
恩曲他滨(FTC)	头痛、腹泻、恶心、皮疹

药物名称	主要不良反应
b. 非核苷类反转录酶抑制剂(NNRTIs)	
奈韦拉平(NVP)	皮疹、肝损伤
依非韦仑(EFV)	中枢神经系统毒性(头痛、头晕)、皮疹、肝损伤、高脂血症
依曲韦林(ETV)	皮疹、恶心、腹泻、呕吐、周围神经病、头痛
c. 蛋白酶抑制剂(PIs)	
茚地那韦(IDV)	肾结石、腹泻、恶心、肝功能异常、糖耐量异常
利托那韦(RTV)	腹泻、恶心、肝功能异常、糖耐量降低、外周神经感觉异常
洛匹那韦/利托那韦(LPV/r)	腹泻、恶心、血脂异常、头痛、肝功能异常
替拉那韦(TPV)	腹泻、恶心、血脂异常、头痛、肝功能异常
地瑞拉韦(DRV)	肝损伤
d. 整合酶抑制剂	
拉替拉韦(RAV)	腹痛、腹泻、恶心、血脂异常、头痛、肝肾损伤

（4）治疗方案 2 种 NRTIs＋1 种 NNRTIs 或 2 种 NRTIs＋1 种加强型 PIs，见表 4-4。

表 4-4 治疗方案

一线推荐方案	
a. 基于 NNRTIs：依非韦仑(EFV)或奈韦拉平(NVP)或依曲韦林(ETV)	TDF＋LAM、ABC＋LAM
b. 基于 PIs：洛匹那韦/利托那韦(LPV/r)	D4T＋LAM(6 个月后可改为 AZT＋LAM)、AZT＋LAM、TDF＋LAM

替代方案

依非韦仑（EFV）、RDV/r、ATV/r 或 RAV	TDF＋LAM、ABC＋LAM、D4T＋LAM（6 个月后可改为 AZT＋LAM）

（5）并发症治疗

① 肺孢子虫病（PCP）：

a. 诊断：发热、干咳、气短；肺部阳性体征少；X 线检查可见肺间质浸润，有时呈磨玻璃状阴影；血气分析示低氧血症；血 LDH 升高；痰、肺泡灌洗液可见肺孢子菌包囊或滋养体。

b. 治疗：复方磺胺甲噁唑 2 片 tid，疗程 2～3 周。

② 结核病：治疗原则与非艾滋病患者相同，抗结核药物使用时应注意与抗病毒药物之间的相互作用及配伍禁忌，治疗方案为 2HRZE/4HR。

③ 鸟分枝杆菌感染：

a. 确诊有赖于从血液、淋巴结、骨髓以及其他无菌组织或体液中培养鸟分枝杆菌。

b. 克拉霉素 0.5g bid＋乙胺丁醇 750mg qd。

④ 弓形虫脑病：

a. 临床表现为局灶或弥漫性中枢神经系统损害。

b. 复方磺胺甲噁唑 3 片 tid＋克林霉素 600mg/次 q6h 或阿奇霉素 0.5g ivgtt qd，疗程＞6 周。

⑤ 口腔念珠菌感染：

a. 制霉菌素外涂＋$NaHCO_3$ 漱口。

b. 氟康唑 200mg qd 7～14 天。

⑥ 食管念珠菌感染：氟康唑首剂 400mg qd，后 200mg qd，14～21 天。

⑦ 肺部念珠菌感染：氟康唑首剂 400mg，后 200mg/次 bid，疗程根据治疗效果而定，至肺部病灶基本吸收即可停药。

⑧ CMV 脉络膜视网膜炎：

a. 更昔洛韦　5mg/（kg·d）ivgtt，终身维持。

b. 膦甲酸钠　90mg/（kg·d）ivgtt，注意监测肾功能。

⑨ 免疫重建炎性反应综合征：

a. 指艾滋病经抗病毒治疗后免疫功能恢复过程中发热、潜伏感染的出现或原有感染的加重或恶化。多出现在治疗后 3 个月内。

b. 治疗：继续抗病毒治疗；针对性抗病原治疗；可短期应用激素或非类固醇抗炎药。

（邹薇）

二、亚急性硬化性全脑炎

1. 概述

（1）病原学　变异的麻疹病毒。

（2）流行病学特征　亚急性硬化性全脑炎（SSPE）是一种少见的由变异麻疹病毒引起的持续性中枢神经系统感染的疾病，多见于儿童和青少年，男性略多于女性。早期麻疹病毒的感染和该病发生有关，麻疹流行的发展中国家发病率相对较高。

（3）发病机制　认为是由麻疹病毒引起的慢性持续性中枢神经系统感染，但具体发病机制仍不完全清楚，目前认为宿主本身的免疫和病毒的变异均起重要作用。

2. 诊断要点

（1）临床特征　大多数患者早年有麻疹病毒感染史，2岁前感染麻疹病毒后发生 SSPE 的危险性最大。SSPE 患者的神经系统症状一般出现于麻疹病毒感染后 7～11 年，通常以轻微智力下降为首发症状。隐匿起病，缓慢发展。

根据病情演变大致可分为 4 期：

第 1 期为行为与精神障碍期：以健忘、学习成绩下降、情绪不稳、人格改变及行为异常为主要表现。此期约数周至数月。

第 2 期为运动障碍期：主要表现为严重的进行性智力减退伴广泛的肌阵挛、共济失调、癫痫发作及进行性脉络膜视网膜炎导致的视力障碍。

第 3 期为昏迷、角弓反张期：出现肢体肌强直、腱反射亢进、巴宾斯基征阳性、去皮质或去大脑强直，最后渐进昏迷，常伴有自主神经功能障碍。

第 4 期为终末期：大脑皮质功能完全丧失，眼球浮动，肌张力低下，肌阵挛消失，患者最终死于合并感染或循环衰竭。

（2）辅助检查

① 血清学检查：血清及脑脊液有持续高水平的麻疹病毒抗体 IgG。

② 脑脊液检查：脑脊液压力、细胞及蛋白含量正常或轻度升高，糖及氯化物含量正常。脑脊液 γ 球蛋白升高。

③ 脑电图检查：有重要意义，本病特有的亚急性硬化性全脑炎综合波的特点为周期性出现的双相性高幅度慢波，双侧对称，以顶枕部最为明显。

④ 头颅影像学检查：脑 CT 检查对 SSPE 不太敏感，早

期大多正常，晚期见中重度脑萎缩，脑室扩大及局灶性或多发性白质低密度病灶；MRI在疾病早期有时可显示局灶性 T_2 加权像的高信号区，随后波及脑室周围白质，并可见进行性广泛性脑萎缩，严重时白质可完全丧失，胼胝体也变薄，基底节病变通常发生在疾病早、中期，以豆状核损害多见。

3. 治疗要点及处方须知

（1）该病目前无疗效肯定且持久的疗法，一般来说以支持疗法和对症为主。

（2）鞘内注入α干扰素联合口服异丙肌苷可缓解该病，但效果仍有争议，应用α干扰素鞘内注射和利巴韦林静脉滴注联合治疗，有一定疗效。

（谢建萍）

三、进行性多灶性白质脑病

1. 概述

（1）病原学　乳头多瘤空泡病毒科的JC病毒和SV40病毒。

（2）流行病学特征

① 进行性多灶性白质脑病（PML）是一种罕见的脱髓鞘疾病，但世界各地均有发生。

② 发病年龄在40～60岁之间，30岁以下很少发病。男性略多于女性。本病多见于免疫功能低下的人群。

③ PML是人类免疫缺陷病毒（HIV）感染晚期患者的常见并发症。乳头多瘤空泡病毒科的JC病毒的传播途径主要是呼吸道吸入、粪-口传播和母婴传播。

（3）发病机制　认为可能与机体免疫功能降低有关，潜伏性乳头多瘤空泡病毒感染活化可致该病的发生。

（4）病理变化　双侧大脑半球皮质下白质呈多发非对称性分布。脑白质内存在多个大小不等的脱髓鞘病灶，皮质下白质明显，病灶中可见异常的神经少突胶质细胞，核内含有嗜酸性包涵体。

2. 诊断要点

（1）临床特征　本病亚急性或慢性起病，并呈进行性致命发展。病程3～6个月或1年。临床表现主要为大脑半球弥散性病变的症状、精神症状、意识障碍、智力减退甚至痴呆、感觉及运动障碍、轻偏瘫，疾病晚期可有双侧瘫痪、眼症状、视力障碍、共济失调、延髓麻痹。一般无发热和惊厥。本病预后差，多在6～12个月内死亡，极少能存活数年。

（2）辅助检查

① 病原学检查：乳头多瘤空泡病毒及SV40病毒抗体滴度升高；检测JC病毒DNA。

② 脑脊液检查：脑脊液常规及生化多正常，少数有细胞及蛋白含量轻度升高。

③ 脑电图检查：非特异性弥漫性慢波，呈器质性脑病的征象。

④ 头颅影像学检查：CT可见脑部多个低密度灶，无强化；MRI可见 T_2 高信号，T_1 低信号。

3. 治疗要点及处方须知

（1）抗病毒治疗　阿糖胞苷有一定疗效，静脉滴注1～8mg/(kg·d)，连用6天。不良反应为胃肠反应、骨髓造血抑制等。α干扰素也可用于本病的治疗。继发于AIDS的

PML 患者接受 HAART 后，病程进展得到有效控制。

（2）一般及对症治疗。

（黄爱红）

四、朊粒病

1. 概述

（1）病原学　朊粒，不含核酸但有感染性的蛋白质。朊病毒疾病已发现有 5 种：库鲁病、克-雅病、新变异型克-雅病、格斯特曼综合征及致死性家族性失眠症。

（2）流行病学特征

① 传染源：感染朊粒病的动物和人。

② 传播途径：

a. 消化道传播：进食朊粒感染宿主的组织或加工物可导致感染本病。

b. 医源性感染：如角膜移植、脑电图电极的植入、输血、不慎使用污染的外科器械以及注射取自人垂体的生长激素等。

（3）发病机制　朊粒蛋白有神经毒性，其在神经元内积聚造成神经细胞凋亡和坏死。朊粒进入人体，侵入机体的脑组织，经神经细胞轴突在脑组织内播散。被感染的脑细胞损伤、凋亡、坏死，再侵犯其他脑细胞。

2. 诊断要点

（1）病史　进食过疯牛病可疑动物来源的食品，接受过来自可能感染朊粒供体的器官移植或可能被朊粒污染的电极植入手术，使用过垂体来源激素以及有朊粒病家族史，均有助本病诊断。

（2）临床特征　潜伏期长，可达数年或数十年；临床上表现为中枢神经系统的异常，主要有共济失调、肌阵挛、痴呆、锥体系及锥体外系阳性体征；病情可进展迅速，导致死亡。

① 库鲁病：

a. 库鲁病是最早被研究的人类朊粒病，曾经仅见于巴布亚新几内亚原始部落，当地有食用已故亲人脑组织的习俗，自从这一习俗被废止后该病基本销声匿迹。库鲁病是一种进行性小脑、脑干退行性变，先有共济失调，后出现痴呆，进而瘫痪、尿失禁，最终因丧失运动能力而死亡，其中最突出的为寒战样震颤。

b. 病程一般6～9个月，通常可分为3个阶段。

Ⅰ. 可行动期：小脑症状群，如躯体震颤、步态蹒跚和共济失调步态，构音不清，手和眼的运动失调。运动失调先发于下肢而后逐渐累及上肢。病初即不能以一只脚站立几秒钟，这对早期诊断本病很有价值。

Ⅱ. 静坐期：数周之后出现行走困难，并伴随着肢体颤抖。肢体的僵化伴有广泛性的阵挛，偶尔出现手足舞蹈病样运动。患者时常情绪不稳。

Ⅲ. 终末期：患者会丧失记忆，死前伴随大笑。运动失调、震颤、语音障碍更加严重，患者失去行动能力。腱反射亢进，出现抓握反射，部分患者呈现锥体束外性姿势和运动障碍。最后二便失禁，吞咽困难导致饥渴。患者出现衰弱、营养不良和延髓受累的症状，多因发生压疮和坠积性肺炎而死亡。

② 克-雅病：

a. 克-雅病是最常见的人类朊粒病，常累及50～75岁人群，典型临床表现为进行性痴呆、肌阵挛、皮质盲、小脑共济失调及锥体系、锥体外系体征。

b. 平均存活时间 6 个月，病程分为三阶段。

Ⅰ. 前驱期：头昏、失眠、偏执行为、抑郁、意识模糊。

Ⅱ. 进展期：以小脑、锥体系、锥体外系症状和体征为主，表现为肢体僵直和震颤、共济失调、感觉异常、眼球震颤、语言障碍，并迅速进展出现半瘫、失语，随之惊厥与昏迷，部分患者可有大范围视力异常。

Ⅲ. 终末期：进行性全身衰竭，最终死于肺炎或自主神经功能衰竭。

③ 新变异型克-雅病：

a. 与食用疯牛病的牛肉有关。

b. 临床表现不同于克-雅病，人感染后潜伏期较长，长达 15 年以上；患者较为年轻，14～48 岁；临床表现为神志恍惚、口齿不清、共济失调、幻听、幻视、进行性痴呆；平均存活时间 14 个月；无克-雅病特征性脑电图波；神经病理不同于克-雅病，海绵状病变在基底神经节，丘脑最明显，淀粉样斑块分布在大小脑。

④ 格斯特曼综合征：

a. 格斯特曼综合征是一种罕见常染色体显性遗传病，年发病率在千万分之一，发病年龄 43～48 岁，平均病程 5 年。

b. 特征是慢性进行性小脑退行性变症状伴不同程度的痴呆、共济失调。感觉迟钝、反射减退、下肢近端肌肉无力也是早期症状，与克-雅病相反，肌阵挛较少见。

⑤ 致死性家族性失眠症：是常染色体显性遗传性疾病，临床表现为进行性难治性失眠，失去正常生理节律的睡眠模式，随之出现神经功能紊乱、运动障碍，还可以出现交感神

经极度活跃及内分泌紊乱的临床表现，病程平均 14 个月。

（3）辅助检查

① 脑脊液检查：常规、生化基本正常。

② 脑电图检查：克-雅病可有特征性的周期性尖锐复合波，具有辅助诊断价值。其他朊粒病的脑电图也有异常，但缺乏特异性。

③ 影像学检查：头颅 MRI 可见局灶性信号增强，与病变部位有关。头颅 CT 一般无明显异常。

④ 组织病理学检查：病变脑组织可见海绵状空泡、淀粉样斑块、神经细胞丢失伴胶质细胞增生，极少白细胞浸润等炎症反应。

⑤ 免疫组织化学检查：用于检测组织中的 PrP^{sc}。

⑥ 分子生物学检查：从患者外围血白细胞提取 DNA，对 PRNP 进行 PR 扩增及序列测定，可发现家族遗传性朊粒病的 PRNP 性突变。

3. 治疗要点及处方须知

目前尚无有效的治疗方法，预防显得尤为重要。

（1）支持治疗　可减轻症状，改善生活质量

① 兴奋躁动的患者可给予小剂量抗精神病药。

② 焦虑、抑郁可用苯二氮䓬类或抗抑郁剂。

③ 痉挛性肌张力增高可用巴氯芬；肌阵挛可用氯硝西泮。

④ 痴呆可试用茴拉西坦、哌醋甲酯和尼麦角林等。

（2）至今尚无有效的病原治疗，阿昔洛韦、干扰素和两性霉素 B 对朊粒病无效。

（高莉）

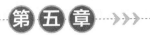

中枢神经系统细菌性感染

第一节 葡萄球菌脑膜炎

1. 概述

（1）病原学 葡萄球菌；多为金黄色葡萄球菌；偶为表皮葡萄球菌。

（2）流行病学特征 多见于新生儿或免疫力低下患者；或颅脑外伤、手术继发感染。

（3）发病机制 脑膜附近组织葡萄球菌感染直接扩散或脓肿破裂或血流感染而发病。

2. 诊断要点

（1）病史 颅脑外伤、手术史；急性起病。

（2）临床特征

① 症状：发热、头痛、呕吐，呕吐呈喷射状。

② 体征：

a. 视乳头水肿；颈项强直或颈抵抗；克尼格征、布鲁津斯基征等病理征可阳性。

b. 部分患者可见皮肤小脓点或脓疱型瘀点，对诊断具有重要意义。

c. 颅底粘连：脑神经受损。

d. 部分患者出现脑脓肿，可出现偏瘫。

（3）辅助检查

① 血常规检查：白细胞升高，中性粒细胞比值升高。

② 降钙素原检查：升高。

③ 血培养：使用抗生素前抽血行血培养以提高阳性率。

④ 脑脊液检查：脑脊液外观浑浊，白细胞明显升高，达数百至数千，以中性粒细胞为主；糖含量下降，氯化物含量下降，蛋白含量中度至重度升高，多为 $1000\sim3000\mathrm{mg}$ 之间。脑脊液细菌涂片、培养具有确诊意义。

⑤ 头颅 MRI 检查：T_1 像显示蛛网膜下腔不对称，信号略高，增强后呈不规则强化；T_2 像脑膜和脑皮质信号增高；质子密度像基底池渗出液与邻近脑实质相比呈相对高信号。后期部分 CT 或 MRI 可见室管膜炎、硬膜下积液及局限脑脓肿等。

（4）诊断标准　典型临床表现＋脑脊液典型表现＋脑脊液涂片＋细菌培养。

3. 治疗要点及处方须知

（1）一般治疗　注意休息，加强营养，监测生命体征。

（2）降颅压

① 甘露醇 125mL ivgtt q8h～q4h；或与 50％GS 40mL＋呋塞米 20mg iv 交替使用。

② NS 100mL＋地塞米松 10mg／甲泼尼龙 40mg qd ivgtt 3～5 天，首剂在使用首剂抗生素之前或同时给予，以阻断

肿瘤坏死因子生成，同时注意护胃。

（3）抗生素治疗

① NS 250mL＋　万古霉素 1g ivgtt q12h，尤其是颅脑外伤或手术者。

② 针对耐药菌或院内感染，优选利奈唑胺 600mg ivgtt q12h。

③ 抗感染 3～4 天后复查脑脊液观察疗效，如细菌培养阳性，按药敏试验结果使用敏感抗生素。

④ 疗程：葡萄球菌脑膜炎易复发，疗程易长，体温正常后继续用药 2 周，或脑脊液正常后继续药 1 周，总疗程常在 3 周以上。

（4）并发症治疗　脑脓肿：抗感染基础上，行手术治疗。

（赵斐）

第二节　肺炎球菌脑膜炎

1. 概述

（1）病原学　肺炎链球菌。

（2）流行病学特征　冬春季发病；常继发于上呼吸道感染、肺炎、中耳炎及乳突炎之后，或继发于颅脑外伤或颅脑手术后；多见于 1 岁以下婴儿；耐药菌增多。

（3）发病机制　脑膜附近组织肺炎球菌直接扩散或血流感染而发病。

2. 诊断要点

（1）急性起病。

（2）临床特征

① 症状：发热、头痛、呕吐，呕吐呈喷射状。严重者出现意识障碍。

② 体征：

a. 视乳头水肿；颈项强直或颈抵抗；克尼格征、布鲁津斯基征等病理征可呈阳性。

b. 可有不同程度的意识障碍。

c. 脑神经受损：常见，如动眼神经、面神经受损。

d. 脑脓肿者可出现偏瘫。

（3）辅助检查

① 血常规检查：白细胞常升高，以中性粒细胞比值升高为主。

② 降钙素原检查：升高。

③ 血培养：使用抗生素前抽血行血培养以提高阳性率。

④ 脑脊液检查：脑脊液细菌涂片、培养具有确诊意义（使用抗生素前）。外观浑浊，白细胞明显升高，达数百至数千，以中性粒细胞为主；糖含量下降，氯化物含量下降，蛋白含量中度至重度升高。

⑤ PCR 检测：检测肺炎链球菌特异性 DNA。

⑥ 头颅 MRI 检查。

（4）诊断标准　典型临床表现＋脑脊液典型表现＋脑脊液涂片＋细菌培养。

3. 治疗要点及处方须知

（1）一般治疗　注意休息，加强营养，监测生命体征。

（2）降颅压

① 甘露醇 125mL ivgtt q8～q4h；或与 50％GS 40mL＋呋塞米 20mg iv 交替使用。

② NS 100mL＋地塞米松 10mg /甲泼尼龙 40mg qd ivgtt 3～5 天，首剂在使用首剂抗生素之前或同时给予，以阻断肿瘤坏死因子生成，同时注意护胃。

（3）抗生素治疗

① 头孢曲松钠/美罗培南＋万古霉素。

② 抗感染 3～4 天后复查脑脊液观察疗效，如细菌培养阳性，按药敏试验结果使用敏感抗生素，疗程不少于 2 周。

（4）并发症治疗　脑脓肿：抗感染基础上，行手术治疗。

（胡雪飞）

第三节　链球菌脑膜炎

1. 概述

（1）病原学　链球菌。

（2）流行病学特征　多继发于亚急性细菌性心内膜炎，或继发于乳突炎、鼻窦或咽部等化脓性病灶。

（3）发病机制　脑膜附近组织链球菌直接扩散或血流感染而发病。

2. 诊断要点

（1）急性起病。

（2）临床特征

① 症状：

a. 发热、头痛、呕吐，呕吐呈喷射状。

b. 不同程度的意识障碍。

c. 原发病表现。

d. 肾脏损伤：部分患者可有肾脏损害，出现血尿、蛋白尿、少尿等症状。

② 体征：

a. 视乳头水肿；颈项强直或颈抵抗；克尼格征、布鲁津斯基征等病理征可呈阳性。

b. 严重者可出现昏迷。

c. 如累及脑血管可出现脑梗死、偏瘫。

d. 原发病表现，如感染性心内膜炎相关临床表现或鼻咽部感染表现。

（3）辅助检查

① 血常规检查：白细胞常升高，以中性粒细胞比值升高为主。

② 降钙素原检查：升高。

③ 血培养：使用抗生素前抽血行血培养以提高阳性率。

④ 脑脊液检查：脑脊液细菌涂片、培养具有确诊意义（使用抗生素前）。外观浑浊，白细胞明显升高，达数百至数千，以中性粒细胞为主；糖含量下降，氯化物含量下降，蛋白含量升高（多为 1000～3000mg 之间）。

⑤ PCR 检测：检测链球菌特异性 DNA。

⑥ 头颅 MRI 检查。

（4）诊断标准　典型临床表现＋脑脊液典型表现＋脑脊液涂片＋细菌培养。

3. 治疗要点及处方须知

（1）一般治疗　注意休息，加强营养支持治疗，监测生命体征。

（2）降颅压

① 甘露醇 125mL ivgtt q8h～q4h；或与 50％GS40mL＋呋塞米20mg iv 交替使用。

② NS 100mL＋地塞米松 10mg /甲泼尼龙 40mg qd ivgtt 3～5 天，首剂在使用首剂抗生素之前或同时给予，以阻断肿瘤坏死因子生成，同时注意护胃。

（3）抗生素治疗

① 头孢曲松钠/美罗培南＋万古霉素。

② 抗感染 3～4 天后复查脑脊液观察疗效，如细菌培养阳性，按药敏试验结果使用敏感抗生素。

③ 疗程 3 周以上。如继发于感染性心内膜炎，按感染性心内膜炎疗程执行。

（4）并发症治疗　脑脓肿：抗感染基础上，行手术治疗。

（5）原发病治疗　积极控制原发病。

（徐建明）

第四节　李斯特菌脑膜炎

1. 概述

（1）病原学　李斯特菌。

（2）流行病学特征

① 多见于婴幼儿，或老年人、免疫功能低下的成人患者。

② 多发于夏末秋初。

③ 主要通过奶酪、牛奶、冰淇淋、生牛排、羊排及生

菜等食品经口传播；病菌可通过眼及破损皮肤、黏膜侵入人体。

④ 易形成败血症，易形成迁徙性细小化脓性病灶，如皮肤、睑结膜、心内膜等部位。

（3）发病机制　免疫功能低下时，脑膜附近组织李斯特菌直接扩散或血流感染而发病。

2. 诊断要点

（1）急性起病。

（2）临床特征

① 症状：

a. 发热、头痛、呕吐，呕吐呈喷射状。

b. 不同程度的意识障碍。

c. 局灶性感染表现，如皮肤脓点、眼结膜充血、疼痛，或心内膜炎表现。

② 体征：

a. 视乳头水肿；颈项强直或颈抵抗；克尼格征、布鲁津斯基征等病理征可呈阳性。

b. 严重者可出现昏迷、抽搐、惊厥。

c. 如累及脑血管可出现脑梗死、偏瘫。

d. 迁徙性病灶表现。

（3）辅助检查

① 血常规检查：白细胞常升高，以中性粒细胞比值升高为主。

② 降钙素原检查：升高。

③ 血培养：使用抗生素前抽血行血培养以提高阳性率。

④ 脑脊液检查：脑脊液细菌涂片、培养具有确诊意义（使用抗生素前）。外观浑浊，白细胞明显升高，达数百至数

千，中性粒细胞为主；糖含量下降，氯化物含量下降，蛋白含量升高。病情轻者，脑脊液可不典型或脑脊液生化基本正常或轻度异常。

⑤ 头颅 MRI 检查。

（4）诊断标准　典型临床表现＋脑脊液典型表现＋脑脊液涂片＋细菌培养。

3. 治疗要点及处方须知

（1）一般治疗　注意休息，加强营养支持治疗，监测生命体征。

（2）降颅压

① 甘露醇 125mL ivgtt q8h～q4h；或与 50% GS 40mL＋呋塞米20mg iv 交替使用。

② NS 100mL＋地塞米松 10mg /甲泼尼龙 40mg qd ivgtt 3～5 天，首剂在使用首剂抗生素之前或同时给予，以阻断肿瘤坏死因子生成，同时注意护胃。

（3）抗生素治疗

① 首选氨苄西林 100mg/kg ivgtt q8h；如继发于感染性心内膜炎，按感染性心内膜炎疗程执行。

② 如细菌培养阳性，按药敏试验结果使用敏感抗生素。

③ 常用青霉素联合氨基糖苷类抗生素如阿米卡星。

④ 青霉素过敏者，选用复方磺胺甲噁唑或美罗培南。

⑤ 头孢菌素类效果差。

（4）并发症治疗　脑脓肿：抗感染基础上，行手术治疗。

4. 预防要点

凡是免疫功能障碍的人群应避免与李斯特菌病患者接触，高危易感者免喝生奶，重视饮食卫生，不吃生蔬菜及未经煮透的肉类食品。

（李小鹏）

第五节　流行性脑脊髓膜炎

1. 概述

（1）病原学　脑膜炎球菌。抗原：荚膜多糖、脂寡糖抗原、外膜蛋白型特异抗原、菌毛抗原。

（2）流行病学特征

① 传染源：带菌者和流行性脑脊髓膜炎患者是本病的传染源。

② 传播途径：呼吸道。

③ 人群易感性：人群普遍易感。

④ 流行特征：本病全年均可发病，但有明显季节性，多发生于 11 月至次年 5 月，而且 3、4 月为高峰。

（3）发病机制

① 细菌和宿主间的相互作用最终决定是否发病以及病情的轻重，而且宿主免疫功能更为重要。

② 细菌释放的内毒素是本病致病的重要因素。

③ 脑膜炎球菌通过跨细胞途径侵犯脑膜，即细菌被内皮细胞吞噬并横跨细胞，然后在基底膜被释放进入脑脊液。

2. 诊断要点

（1）临床分型

① 普通型：最常见，占全部病例的 90% 以上。病程可分为前驱期（上呼吸道感染期）、败血症期、脑膜炎期和恢

复期，但由于起病急、进展快、临床常难以划分。

a. 前驱期（上呼吸道感染期）：约为1~2天，可有低热、咽痛、咳嗽等上呼吸道感染症状。鼻咽拭子培养常可发现病原菌。多数患者无此期表现。

b. 败血症期：突发或前驱期后突然寒战、高热，伴头痛、肌肉酸痛、食欲减退及精神萎靡等毒血症症状。幼儿则有哭闹不安、拒抱以及惊厥等。70%~90%的患者有皮肤或黏膜瘀点或瘀斑，直径1mm~2cm，开始为鲜红色，后为紫红色，严重者瘀斑迅速扩大，其中央因血栓形成而坏死。少数患者伴有关节痛、脾大。多数病例于1~2天后进入脑膜炎期。

c. 脑膜炎期：脑膜炎症状多与败血症期症状同时出现。在前驱期症状基础上出现剧烈头痛、频繁呕吐、狂躁以及脑膜刺激症状，血压可升高而脉搏减慢，重者有谵妄、神志障碍及抽搐。通常在2~5天后进入恢复期。

d. 恢复期：经治疗后体温逐渐降至正常，皮肤瘀点、瘀斑消失。大瘀斑中央坏死部位可形成溃疡，后结痂而愈。症状逐渐好转，神经系统检查正常。约10%的患者出现口唇疱疹。患者一般在1~3周内痊愈。

② 暴发型：少数患者起病急骤、病情凶险，如得不到及时治疗可在24h内死亡。儿童多见。可见如下各型。

a. 休克型：除普通型败血症期表现外，短期内出现广泛皮肤黏膜瘀点或瘀斑，且迅速扩大融合成大片，伴中央坏死。循环衰竭是本型的特征，表现为面色苍白、四肢末端厥冷、发绀、皮肤呈花斑状，脉搏细速甚至触不到，血压下降甚至测不出。可有呼吸急促，易并发DIC。但脑膜刺激征大多缺如，脑脊液大多澄清，细胞数正常或轻度升高。

b. 脑膜脑炎型：主要以脑实质严重损害为特征。除高热、瘀斑外，患者意识障碍加深，并迅速进入昏迷。惊厥频繁，锥体束征阳性。血压升高，心率减慢，瞳孔忽大忽小或一大一小，眼底检查见静脉迂曲及视神经盘水肿等脑水肿表现。严重者可发生脑疝，常见的是枕骨大孔疝，并迅速出现呼吸衰竭。

c. 混合型：同时具备休克型和脑膜脑炎型的临床表现，此型最为凶险，治疗亦较困难。预后差，病死率高。

③ 轻型：多见于流行性脑脊髓膜炎流行后期，病变轻微，临床表现为低热、轻微头痛及咽痛等上呼吸道感染症状，皮肤可有少数细小出血点，脑膜刺激征。脑脊液多无明显变化，咽拭子培养可有病原菌。

④ 婴幼儿流行性脑脊髓膜炎：临床表现常不典型，除高热、拒食、吐奶、烦躁和啼哭不安外，惊厥、腹泻和咳嗽较成人为多见，而脑膜刺激征可缺如。前囟未闭者大多突出，少数患儿因频繁呕吐、出汗致失水反可出现前囟下陷。

⑤ 老年人流行性脑脊髓膜炎：

a. 老年人免疫功能低下，血中备解素不足，对内毒素敏感性增加，故暴发型发病率高。

b. 临床表现上呼吸道感染症状多见，意识障碍明显，皮肤黏膜瘀点、瘀斑发生率高。

c. 病程长，多 10 天左右；并发症及夹杂症多，预后差，病死率高。据统计其病死率为 17.6%，而成人仅为 1.19%。

d. 实验室检查白细胞数可能不高，示病情重，机体反应差。

（2）辅助检查

① 血常规检查：白细胞总数明显升高，多在 $20 \times 10^9/L$ 左右，中性粒细胞也明显升高。并发 DIC 者血小板减少。

② 脑脊液检查：是明确诊断的重要方法。表现为颅内

压增高，脑脊液外观浑浊，白细胞数明显升高，在 $1000 \times 10^6/L$ 以上，以多核细胞升高为主。蛋白含量增高，糖及氯化物含量明显降低。但本病开始 1～2 天或休克型患者，脑脊液检查除颅压增高外，其他检查均可无明显改变。如临床上表现为脑膜炎，而病程早期脑脊液检查正常，则应于 12～24h 后再次检查，以免漏诊。

对颅内压明显增高者，腰椎穿刺要小心，注意防止发生脑疝。先静脉滴注甘露醇降低颅内压后再操作。放脑脊液时不宜将针芯全部拔出，应边拔针芯边观察脑脊液流出量以控制脑脊液流出速度，放液量不宜过多，够检查之用即可。操作后患者应平卧 6～8h。

③ 细菌学检查：

a. 涂片：取瘀斑处组织液涂片染色镜检，简便易行，阳性率高达 80%。脑脊液沉淀后涂片的阳性率为 60%～70%，脑脊液不宜搁置太久，否则因自溶而影响细菌的检出。

b. 细菌培养：是临床诊断的金标准。应在使用抗生素前进行，取血液或脑脊液培养，阳性率较低。若阳性应进行菌株分型和药敏试验。

④ 免疫学检查：可协助诊断，多应用于已使用抗生素而细菌学检出阴性者。

(3) 诊断标准　凡在流行季节突起高热、头痛、呕吐，伴神志改变，体检发现皮肤、黏膜有瘀点、瘀斑，脑膜刺激征阳性者，即可作出初步临床诊断。脑脊液检查可进一步明确诊断，确诊有赖于细菌学检查。免疫学检查有利于早期诊断。

3. 治疗要点及处方须知

(1) 一般治疗　早期诊断，早期隔离，营养支持治疗，休息，监测生命体征。

（2）降颅压　甘露醇 125mL ivgtt q8h～q4h；或与 50%GS40mL＋呋塞米 20mg iv 交替使用。

（3）抗生素治疗

① 首选头孢菌素类：第三代头孢菌素类对脑膜炎球菌抗菌活性强，易透过血-脑屏障，且毒性低。头孢噻肟剂量，成人 2g，儿童 50mg/kg，每 6h 静脉滴注 1 次。头孢曲松成人 2g，ivgtt qd；儿童 50～100mg/kg，每 12h 静脉滴注 1次。疗程 7 天。

② 其他：青霉素 20 万～40 万 U/(kg·d) ivgtt，分 3～4 次使用或莫西沙星 400mg ivgtt qd 或氯霉素 1g ivgtt q6h。

（4）高热治疗　物理降温如冰毯、冰帽、冰盐水等；药物降温如双氯芬酸钠、安乃近等，注意出汗时检测生命体征并积极补液。

（5）休克型治疗

① 应尽早使用有效抗菌药物，青霉素每日 20 万～40 万 U/kg，用法同前。

② 迅速纠正休克。

a. 在纠正血容量和酸中毒的基础上，如休克仍无明显好转，应选用血管活性药物。首选不良反应较小的山莨菪碱（654-2），每次 0.3～0.5mg/kg，重者可用至 1mg/kg，每 10～15min 静脉注射一次，见面色转红，四肢温暖，血压上升后，减少剂量，延长给药时间而逐渐停药。阿托品可替代山莨菪碱。

b. 亦可使用多巴胺，剂量每分钟 2～6μg/kg，根据治疗反应调整浓度和速度。如休克仍未纠正，且中心静脉压反有升高，或肺底出现湿啰音等瘀血体征时可考虑应用酚妥拉明

（苄胺唑啉）治疗，剂量 5～10mg/次，以葡萄糖液 500～1000mL 稀释后静脉滴注，开始宜慢，以后根据治疗反应调整滴速。

③ 肾上腺皮质激素的使用：短期应用，减轻毒血症，稳定溶酶体，也可解痉、增强心肌收缩力及抑制血小板凝聚，有利于抗休克。甲泼尼龙成人每天 40～80mg，休克纠正即停用，一般应用不超过 3 天。

④ 抗 DIC 治疗：如皮肤瘀点、瘀斑不断增加，且融合成片，并有血小板明显减少者，应及早应用肝素治疗，剂量每次 0.5～1mg/kg 加入 10％葡萄糖 100mL 内静脉滴注，4～6h 可重复一次，多数患者应用 1～2 次即可见效而停用。高凝状态纠正后，应输入新鲜血浆、血液及应用维生素 K，以补充被消耗的凝血因子。

⑤ 保护重要脏器功能：如心率明显增快时用强心剂。

（6）脑膜脑炎型治疗

① 应尽早使用有效抗菌药物，用法同休克型。

② 减轻脑水肿及防止脑疝：

a. 甘露醇 125mL ivgtt q8h～q4h；或与 50％GS 40mL＋呋塞米 20mg iv 交替使用。

b. NS 100mL＋地塞米松 10mg/甲泼尼龙 40mg qd ivgtt 3～5 天，首剂在使用首剂抗生素之前或同时给予，以阻断肿瘤坏死因子生成，同时注意护胃。

③ 防治呼吸衰竭：对呼吸衰竭患者，予以吸痰、保持呼吸道通畅，并吸氧。在应用脱水剂同时，应用山梗菜碱、二甲弗林等呼吸兴奋剂。如呼吸衰竭症状仍不见好转反而加重，甚至呼吸停止，则应尽早气管切开及应用人工呼吸器。并应进行血气分析监测。

④ 对症治疗：有高热及惊厥者应用物理及药物降温。

并应尽早应用镇静剂，必要时行亚冬眠疗法。

4. 预防

（1）对密切接触者，除作医学观察外，可用磺胺嘧啶或磺胺甲噁唑进行药物预防，剂量均为每天 2g，儿童 50～100mg/kg，连用 3 天。

（2）在流行性脑脊髓膜炎流行期间，凡有发热伴头痛，精神萎靡，急性咽炎，皮肤、口腔黏膜出血等 4 项之 2 项者，可给予足量全程的磺胺药治疗，能有效地降低发病率和阻止流行。

（王亮）

第六节　革兰氏阴性杆菌脑膜炎

1. 概述

（1）病原学　革兰氏阴性杆菌，如大肠埃希菌、克雷伯菌、变形杆菌、不动杆菌属、假单胞菌属等。

（2）流行病学特征

① 多见于新生儿或 2 岁以内小儿；或使用免疫抑制剂、存在基础性疾病的晚期、留置静脉导管的成年人。

② 患儿多有胎膜早破、产程延长、难产、早产、体重过轻等病史。

③ 颅脑外伤、手术、中耳炎、乳突炎亦是常见病因。

（3）发病机制　①致病菌直接入侵脑膜；②血流感染。

2. 诊断要点

（1）急性起病。

（2）临床特征

① 症状：

a. 发热、头痛、呕吐，呕吐呈喷射状。

b. 不同程度的意识障碍。

② 体征：

a. 视乳头水肿；颈项强直或颈抵抗；克尼格征、布鲁津斯基征等病理征可呈阳性。

b. 严重者可出现昏迷、抽搐、惊厥。

c. 老年患者常合并败血症，可出现相应体征。

（3）辅助检查

① 血常规检查：白细胞常升高，以中性粒细胞比值升高为主。

② 降钙素原检查：升高。

③ 血培养：使用抗生素前抽血行血培养以提高阳性率。

④ 脑脊液检查：脑脊液细菌涂片、培养具有确诊意义（建议使用抗生素前行脑脊液病原学检查）。外观浑浊，白细胞明显升高，达数百至数千，以中性粒细胞为主；糖含量下降，氯化物含量下降，蛋白含量升高。

⑤ 头颅 MRI 检查。

（4）诊断标准　典型临床表现＋脑脊液典型表现＋脑脊液涂片＋细菌培养。确诊有赖于病原学检测结果。

3. 治疗要点及处方须知

（1）一般治疗　注意休息，加强营养支持治疗，监测生命体征。

（2）降颅压

① 甘露醇：125mL ivgtt q8h～q4h；或与 50％GS 40mL ＋呋塞米 20mg iv 交替使用。

② NS 100mL＋地塞米松 10mg /甲泼尼龙 40mg qd ivgtt 3～5 天，首剂在使用首剂抗生素之前或同时给予，以阻断肿瘤坏死因子生成，同时注意护胃。

（3）抗生素治疗

① 第三代头孢菌素类，如 NS 100mL＋头孢曲松钠 2g ivgtt qd；NS 100mL＋头孢他啶或拉氧头孢 2g ivgtt q8h。

② 如为院内感染，需考虑耐药菌可能，NS＋美罗培南 2g ivgtt q8h；尽量获取病原学依据，根据药敏试验结果调整抗生素。

③ 必要时可加用阿米卡星。

④ 若是不典型细菌，可加用莫西沙星或多西环素。

（4）并发症治疗　脑脓肿：抗感染基础上，行手术治疗。

（5）积极治疗原发病。

（肖昆）

第七节　脑和脊髓脓肿

1. 概述

（1）病原学

① 细菌：葡萄球菌、链球菌、肺炎球菌、厌氧菌、变形杆菌、大肠埃希菌、铜绿假单胞菌、分枝杆菌等。

② 真菌：隐球菌、放线菌。

③ 寄生虫：溶组织内阿米巴、肺吸虫等。

（2）流行病学特征

① 多见于免疫功能低下、使用免疫抑制药物、颅脑或周围器官手术、或系统性感染的患者等。

② 大部分通过临近组织（如化脓性中耳炎或乳突炎并发胆脂瘤、颅脑外伤、鼻源性脓肿）扩散至脑组织，小部分通过血行播散。

（3）发病机制

① 机体免疫状态：免疫功能低下或长期服用免疫抑制剂患者易出现结核或非细菌性或真菌感染。

② 头部外科手术：易出现皮肤来源细菌感染，如金黄色葡萄球菌、表皮葡萄球菌、或革兰氏阴性菌；亦可为多重细菌感染。

③ 血行播散性脑脓肿：多与潜在心肺疾病或耳鼻皮肤等远处来源相关，以葡萄球菌、链球菌多见。

2. 诊断要点

（1）病史　多数患者存在免疫功能低下或服用免疫抑制剂，或继发于颅脑手术，或存在其他部位感染表现，起病可急可缓。

（2）临床特征

① 脑脓肿：

a. 症状：最常见表现为头痛，少数患者伴有发热或意识改变。部分患者以癫痫为首发表现。往往先有原发病灶的相关临床表现。脑脓肿的部位不同，可出现不同的定位症状。

b. 体征：有原发感染病灶体征。不同位置脑脓肿，存在不同定位体征，如肢体偏瘫、颅神经麻痹、步态异常。严重者出现意识障碍。

② 脊髓脓肿：

a. 疼痛：受累节段支配区。

b. 运动障碍：四肢或双下肢瘫痪。

c. 感觉障碍：受累节段以下的深浅感觉障碍。

d. 反射异常：受累节段的腱反射减弱或消失。

e. 自主神经功能障碍：可有大小便障碍，瘫痪肢体皮肤干燥、脱屑，少汗或无汗等。

（3）辅助检查

① 血常规检查：

a. 细菌性脑脓肿：白细胞升高，中性粒细胞比值升高。

b. 寄生虫性脑脓肿：嗜酸性粒细胞升高。

c. 真菌性或结核性脑脓肿：白细胞可正常或轻度升高。

d. 免疫功能低下或长期服用免疫抑制剂或存在慢性疾病者，白细胞可降低。

② 降钙素原检查：细菌性脑脓肿往往升高。

③ 血培养：使用抗生素前抽血行血培养以提高阳性率。

④ 脑脊液检查：脑脊液可正常，亦可表现为相应病原学脑膜炎表现。行腰椎穿刺检查时应注意脑疝风险。行脑脊液常规、生化及细菌或真菌、结核等涂片、培养。

⑤ 脓肿抽液检查：一般细菌涂片及培养、结核杆菌涂片及培养、真菌涂片及培养、寄生虫全套检测等。

⑥ 头颅 MRI 或 CT 检查：对所有怀疑脑脓肿患者均应行头颅 CT 或 MRI 检查。较典型的表现为囊壁光滑的环形强化占位灶，周围伴不同程度水肿。

（4）诊断标准　典型临床表现＋头颅 MRI 或 CT 表现＋病原学检查。

3. 治疗要点及处方须知

（1）一般治疗　注意休息，加强营养，监测生命体征。

（2）降颅压

① 甘露醇 125mL ivgtt q8h～q4h；或与 50％GS 40mL＋呋塞米 20mg iv 交替使用。

② NS 100mL＋地塞米松 10mg／甲泼尼龙 40mg qd ivgtt 3～5 天，首剂在使用首剂抗生素之前或同时给予，以阻断肿瘤坏死因子生成，同时注意护胃。

（3）抗感染治疗 针对可疑病原体，积极抗感染治疗，以病原学为依据。如无病原学依据，行经验性治疗。

① 器官移植术后：

a. 细菌性脑脓肿：第三代头孢菌素类（头孢曲松、头孢噻肟）＋甲硝唑，若怀疑铜绿假单胞菌，需将头孢曲松换成头孢他啶或头孢吡肟。

b. 诺卡菌感染：首选复方磺胺甲噁唑或磺胺嘧啶或利奈唑胺＋美罗培南。若多器官受累需加用阿米卡星。在上述药物静脉滴注 3～6 周后改为口服，若免疫正常者可用复方磺胺甲噁唑、米诺环素、阿莫西林克拉维酸治疗 3 个月以上，若免疫抑制者用 2 种药物联合治疗至少 1 年。

c. 曲霉菌感染：应用伏立康唑治疗。

② HIV 感染者：

a. 加用针对弓形虫药物，乙胺嘧啶＋磺胺嘧啶。

b. 如存在结核感染危险因素，加用抗结核药物治疗，异烟肼＋利福平＋乙胺丁醇＋吡嗪酰胺等。

③ 颅脑外伤或手术后：万古霉素或利奈唑胺＋第三代头孢菌素类（头孢曲松等）＋甲硝唑。

④ 非颅脑手术或颅脑外伤所致，来源于其他迁徙性病灶：头孢曲松或头孢噻肟＋甲硝唑。

⑤ 怀疑革兰氏阴性菌感染且存在耐药可能，可选用美罗培南。

⑥ 疗程：疗程较长，至临床痊愈。静脉抗生素用药先维持1～2周，然后根据病情决定是否改为口服抗生素。

（4）手术治疗

① 脓肿穿刺引流：

a. 若CT提示脓肿＜2.5cm且神经系统症状稳定、神志清楚，可行抗感染治疗并观察，否则应手术引流。

b. 如血培养等未能明确病原体，可在安全前提下建议细针穿刺小脓肿明确诊断。

② 开颅手术切除。

（5）并发症治疗

① 脑疝：立即甘露醇加压脱水，病情稳定后评估是否需要积极外科手术干预。

② 脑脓肿破裂入脑室：放置脑室导管进行脑室引流。

③ 脑积水：是颅后窝脓肿常见并发症；积极治疗脑脓肿，必要时行脑脊液引流。

（6）原发灶治疗　如耳源性脑脓肿、心源性脑脓肿等。

（章琦）

第八节　硬膜外脓肿

1. 概述

（1）病原学　可为各类细菌、真菌。

（2）流行病学特征

① 多见于免疫功能低下或存在慢性器质性疾病或恶性肿瘤患者。

② 或继发于颅脑手术；或继发于其他迁徙性病灶如皮肤软组织感染、腹膜炎症等。

（3）发病机制　①免疫功能低下；②血源性感染播散；③临近感染病灶直接侵犯；④隐匿性感染。

2. 诊断要点

（1）病史　大多数急性起病，少数为慢性起病。多数患者存在基础疾病或其他部位感染表现。

（2）临床特征

① 急性硬膜外脓肿：

a. 畏寒、高热、头痛等全身感染性表现。

b. 感染病变节段背部疼痛不适、压痛、叩击痛阳性，或神经根放射性疼痛。

c. 部分患者出现脊髓损伤，甚至脊髓横贯性损伤表现。

② 亚急性硬膜外脓肿：症状同急性硬膜外脓肿，但背部疼痛等表现持续时间更长。

③ 慢性硬膜外脓肿：起病缓慢，病程较长，感染中毒表现相对较轻，主要表现为脊髓受压，呈现痉挛性截瘫、感觉及括约肌功能障碍。

（3）辅助检查

① 血常规检查：白细胞升高，中性粒细胞比值升高。

② 降钙素原检查：升高。

③ 血培养：使用抗生素前抽血行血培养以提高阳性率。

④ 脑脊液检查：脑脊液可正常，亦可表现为相应病原学脑膜炎表现。行腰椎穿刺检查应谨慎，应避开感染部位以免将感染带入蛛网膜下腔。

⑤ 脓肿抽液检查：一般细菌涂片及培养、真菌涂片及培养等。

⑥ MRI 检查：可显示椎体骨髓炎（T_1 低信号、T_2 高信号）、椎间隙和软组织感染（T_2 信号增高）和脊髓受压移位以及脓肿（T_1 为低或等信号）的范围。

⑦ 脊髓碘油造影检查：如 MRI 不能确定，可行此检查，可明确病变节段及范围。

（4）诊断标准　典型临床表现＋MRI＋病原学。

3. 治疗要点及处方须知

（1）一般治疗　注意休息，加强营养，监测生命体征。

（2）急诊手术治疗　紧急做椎板切除术减压及引流。

（3）抗感染治疗　针对可疑病原体，积极抗感染治疗，以病原学为依据。如无病原学依据，行经验性治疗，基本原则同脑脓肿，疗程为 8~16 周。

（4）支持治疗　补充能量合剂、氨基酸、维生素等，维持水电解质平衡。

（5）对症治疗　降温、降水肿。

（6）康复治疗。

（黄小燕）

第九节　硬膜下脓肿

1. 概述

（1）病原学　可为细菌、真菌、结核分枝杆菌等。

（2）流行病学特征　多继发于鼻窦炎、中耳炎、头颅外伤或颅脑手术。婴幼儿患者多继发于化脓性脑膜炎。

（3）发病机制　①免疫功能低下；②临近感染病灶直接

侵犯（如中耳和副鼻窦感染）；③血行播散。

2. 诊断要点

（1）大多数急性起病。

（2）临床特征

① 感染表现：发热、畏寒、乏力、倦怠等。

② 如存在脑膜炎，可表现为头痛、呕吐、视乳头水肿、颈部抵抗、病理征阳性等。

③ 局灶性神经系统症状：抽搐、意识障碍。

④ 病情进展迅速，严重者可迅速出现脑疝。

（3）辅助检查

① 血常规检查：白细胞升高，中性粒细胞比值升高。

② 降钙素原检查：升高。

③ 血培养：使用抗生素前抽血行血培养以提高阳性率。

④ 脑脊液检查：脑脊液可正常，亦可表现为相应病原学脑膜炎表现。行腰椎穿刺检查时应避开感染部位以免将感染带入蛛网膜下腔。

⑤ 脓液检查：一般细菌涂片及培养、真菌涂片及培养等。

⑥ MRI检查：可显示脑组织受压移位以及脓肿（T_1 为低或等信号）的范围。

（4）诊断标准　典型临床表现＋MRI＋病原学。

3. 治疗要点及处方须知

（1）一般治疗　注意休息，加强营养，监测生命体征。

（2）急诊手术治疗。

（3）抗感染　针对可疑病原体，积极抗感染治疗，以病原学为依据。如无病原学依据，行经验性治疗，基本原则同脑脓肿。

（4）支持治疗　补充足够能量，维持水电解质平衡。

（5）对症治疗　降颅压、抗癫痫治疗。

（余杰情）

第十节　神经梅毒

1. 概述

（1）病原学　梅毒螺旋体。

（2）流行病学特征

① 有不洁性交史或家庭成员患病史。

② 传染源：患者。

③ 传播途径：性接触传播、垂直传播、血液传播。

（3）发病机制　梅毒螺旋体从完整或损伤皮肤进入，侵入淋巴结，再经血液循环播散全身，导致广泛的动脉内膜炎和局灶组织侵袭，引起皮肤黏膜、骨骼、眼、中枢神经系统等部位病变。

2. 诊断要点

（1）病史　起病多隐匿，表现复杂，多数患者有不洁性交史。

（2）临床特征

① 神经梅毒为梅毒三期的全身表现之一。

② 分类及临床表现

a. 无症状神经梅毒：无临床症状，但脑脊液异常；唯一体征为瞳孔异常。

b. 脑膜血管型梅毒：

Ⅰ.脑脊膜梅毒：表现为发热、头痛、颈项强直；颅内压升高；颅神经麻痹、脑积水。多见于原发性梅毒感染1年内。

Ⅱ.脑膜血管梅毒：脑膜及血管病变。出现梅毒性动脉炎及脑梗死表现。伴人格改变、头痛等表现。

Ⅲ.脊髓膜血管梅毒：表现为横贯性脊膜脊髓炎、横贯性脊髓炎。

c.脑实质型梅毒：

Ⅰ.麻痹性神经梅毒：进行性痴呆及神经损害，伴精神异常。

Ⅱ.脊髓痨：神经根损害、脊髓后索损害症状、胃肠危象、自主神经功能异常。

d.先天性神经梅毒：孕4～7周时由母体传给胎儿，表现为脑积水、哈钦森综合征。

③ 其他表现：

a.眼球损害：虹膜炎、葡萄膜炎、视神经炎。

b.内耳损害：听力下降。

（3）辅助检查

① 组织及体液梅毒螺旋体检查：阳性。

② 梅毒螺旋体血清试验：阳性。

③ 脑脊液检查：白细胞轻度升高，以淋巴细胞升高为主；蛋白含量往往升高，糖、氯化物含量可正常或下降。脑脊液 VDRL 试验特异性高。

④ MRI检查：不同病理阶段、不同部位受损，表现不同。

（4）诊断标准　病史＋临床表现＋体征＋实验室检查（血、皮肤、脑脊液等）。

3. 治疗要点及处方须知

治疗原则：早期、足量、规范。

（1）一般治疗　注意休息，加强营养，监测生命体征，治疗期间禁止性交。

（2）抗生素治疗

① 首选：青霉素 G200 万～400 万 U ivgtt q4h，疗程 10～14 天。续以苄星青霉素 240 万 U im qw，连续 3 次。同时使用丙磺舒可增加青霉素血药浓度。

② 替代方案：头孢曲松 2g ivgtt qd 疗程 10～14 天。

③ 青霉素过敏者：多西环素 100mg bid 疗程 30 天；或四环素 500mg qid 疗程 30 天。

（3）支持治疗　补充足够能量，维持水电解质平衡。

（杜青）

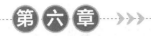

第六章

中枢神经系统结核性感染

第一节 结核性脑膜炎和脑脓肿

一、结核性脑膜炎

1. 概述

（1）病原学 结核分枝杆菌。

（2）流行病学特征 主要见于1～5岁幼儿，春冬发病较常见，通常在初染结核1年内发生，尤其在感染结核3～6个月内发病最高。

（3）发病机制 结核分枝杆菌经血液循环侵入脑内而引起的中枢神经系统结核病。

2. 诊断要点

（1）病史 多呈亚急性，少数呈急性或慢性起病，部分患者有新近初染或其他脏器结核病史。但在婴儿可见起病较急及以惊厥为首现症状，而被误诊为手足搐搦症。

（2）临床特征

① 症状：

a. 早期（前驱期）：起病多缓慢，多数患者表现为间断头痛，但可忍受，脑膜刺激征不明显，同时可伴有不规则低热（体温 37.5～38℃）、盗汗、食欲减退、感觉过敏等。此期一般持续 1～2 周。

b. 中期（脑膜刺激期）：逐渐出现头痛加剧，伴呕吐，为喷射性呕吐，体温可达 38.5℃以上，热退后仍头痛。出现颈项强直、病理反射、颅神经障碍症状，最常见动眼神经障碍、复视、瞳孔散大等，甚至失明。此期一般持续 1～2 周。

c. 晚期（昏迷期）：患者出现意识障碍，从嗜睡发展到昏迷。深浅反射消失或形成脑疝终至死亡。临床表现为频繁抽搐、弛张高热、呼吸不齐、去大脑或去皮质强直，可出现脑疝危象，多因呼吸和循环中枢麻痹而死亡。此期一般持续 1～3 周。

d. 慢性期（迁延期）：治疗不顺利或非系统治疗使病情迁延不愈，间断或持续高颅压、头痛、发热或伴随长期的癫痫、大小便失禁等。

e. 除上述典型表现，亦有不典型者表现：

Ⅰ. 精神异常为突出表现：早期表现为各种精神、行为异常，出现幻听、幻视、妄想、行为异常、冲动、伤人、躁狂不安、惊恐、呆滞、淡漠、嗜睡、违拗等精神症状，早期可有头痛、低热等前驱症状及脑膜刺激征。

Ⅱ. 缺乏典型临床表现：某些结核性脑膜炎在病后可能不出现头痛、呕吐、脑膜刺激征，常见于全身粟粒性结核伴结核性脑膜炎，早期可仅表现为乏力、倦怠、纳差及低热等感染中毒症状，缺乏典型结核性脑膜炎表现；肺结核化疗过程中出现发热或精神、神经症状；老年人由于神经系统反应迟钝，对疼痛敏感性差。

Ⅲ. 以偏瘫、脑梗死症状为主要表现：由于结核性炎性渗出物包裹脑底、脑沟、脑裂或脑表面的脑动脉，引起脑动脉外膜炎，蔓延损害整个血管壁致坏死性血管炎，从而引起脑动脉狭窄及继发血栓形成，患者可出现偏瘫、单瘫、四肢瘫。

Ⅳ. 以高颅压综合征为突出表现：由于广泛的脑膜炎症致脑及脑膜水肿、充血、大量炎性渗出物渗出，甚至蛛网膜粘连，可引起脑脊液循环吸收障碍。

Ⅴ. 脊髓性截瘫：主要由于脊髓软膜炎或蛛网膜炎致脊髓受损、脊髓蛛网膜粘连致椎管梗阻、纤维素性渗出性脊膜炎或脊髓蛛网膜炎影响脊髓供血而出现相应节段脊髓性截瘫、脊柱结核合并结核性脑膜炎或脊柱结核术后出现结核性脑膜炎致脊髓横贯性受损、双侧半球结核性脑动脉炎致双侧脑梗死引起脑型截瘫。

Ⅵ. 多颅神经受损：由于大量结核性炎性渗出物积聚于脑底各脑池或脑底广泛蛛网膜粘连，使多数颅神经受损，表现为四肢轻瘫及外展神经受损及动眼神经、面神经、舌咽神经、舌下神经或其他颅神经受损。

Ⅶ. 结核性脑膜炎早期治疗中出现一过性症状恶化表现：个别病例于抗结核开始2周内（平均1周）可出现结核性脑膜炎症状明显加重，表现为头痛、恶心、呕吐等脑膜刺激征加剧，体温明显升高甚至意识状态恶化，继续治疗1周症状可逐渐稳定、好转，可能为短期内大量结核杆菌被杀灭，菌体吸收后引起抗原抗体变态反应，致脑膜血管明显扩张、局部渗出物增多所致。

Ⅷ. 出血性脑膜炎：腰椎穿刺时可见血性脑脊液，持续数周或数月，可能为脑膜炎致脑膜血管通透性增高，血管壁弹力纤维坏死，致红细胞逸出至蛛网膜下腔。

Ⅸ. 脑脊液改变不明显的结核性脑膜炎病例：约 4% 结核性脑膜炎脑脊液无明显异常，多为早期结核性脑膜炎，但脑膜刺激征、发热、倦怠等脑膜炎表现明显，但复查后脑脊液会出现典型改变，如早期只有脑脊液细胞数增多，蛋白、糖及氯化物含量均正常，有必要反复多次腰椎穿刺。

Ⅹ. 脑脊液细胞数显著增高，以中性粒细胞增多为主，类似化脓性脑膜炎。

Ⅺ. 其他：如以葡萄膜炎为首发症状的结核性脑膜炎、发生脊髓空洞症的结核性脑膜炎、老人及幼儿不典型结核性脑膜炎、类浆液性脑膜炎脑脊液改变的结核性脑膜炎、以脊髓神经改变为主的结核性脑膜炎等。

② 体征：

a. 体温 38～40℃，可伴有失明或眼部神经麻痹、眼睑下垂、复视等，膝腱、跟腱反射可减弱，重者消失。

b. 患者有颈项强直、克尼格征、布鲁津斯基征及双下肢病理反射（如巴宾斯基征、戈登征、奥本海姆征、髌阵挛、踝阵挛等）可阳性。

③ 临床分型：结核性脑膜炎最常侵犯脑膜，亦可侵犯脑实质、脑动脉、脑神经和脊髓等，因此临床常见四种类型，即：

a. 脑膜炎型。

b. 脑结核球型。

c. 脑脊髓型。

d. 混合型。

（3）辅助检查

① 化验：

a. T-SPOT、PPD、结核抗体阳性。

b. 红细胞沉降率可增高。

c. 腰椎穿刺测颅内压增高，侧卧位达 200mmH$_2$O（1.96kPa）以上。

d. 脑脊液检查：

Ⅰ. 脑脊液常规：无色透明或毛玻璃样、微浊，重症呈黄色，细胞数 50~500/μL，单核细胞＞90％。

Ⅱ. 脑脊液生化：蛋白＞1g/L，氯化物＜120mmol/L，糖＜2.2mmol/L 或＜50％血糖，ADA 升高。

Ⅲ. 脑脊液抗酸染色（集菌）、结核杆菌培养阳性。

Ⅳ. 脑脊液结核杆菌基因检测（PCR）。

② 影像学检查：注意呼吸频率及血气分析，急诊头颅 CT＋胸腹部 CT 平扫，病情允许时行头颅 MRI 平扫＋增强，可发现脑水肿、脑室扩张、脑梗死或脑基底池渗出物或脑实质结核灶。

（4）诊断标准　《2010 年国际结核病专家关于结核性脑膜炎诊断共识》。

临床入选标准：具备以下 1 项或多项结核性脑膜炎的症状或体征，头痛、易激惹、呕吐、发热、颈项强直、癫痫、局部神经损害表现、意识改变、昏睡。

① 确定的结核性脑膜炎：患者应满足下列标准的所有条件。

a. 满足临床入选标准同时至少符合以下条件的 1 项：脑脊液中镜检到抗酸杆菌；脑脊液中分离培养到结核分枝杆菌；PCR 法检测到结核分枝杆菌。

b. 有疑似症状或体征及脑脊液改变同时其与结核病组织学改变一致的脑或脊髓中镜检到抗酸杆菌，或肉眼可见的脑膜炎（尸检时）。

② 高度可能的结核性脑膜炎：满足临床入选标准且总诊断得分≥10分（无脑成像结果时）或者总诊断得分≥12分（有脑成像结果时），同时要排除一些鉴别诊断。总得分中至少有2分来自脑脊液或来自脑显像，具体评分见表6-1。

③ 可能的结核性脑膜炎：满足临床入选标准且总诊断得分为6~10分（无脑成像结果时）或者总诊断得分6~11分（有脑成像结果时），同时要排除一些鉴别诊断。当未作腰椎穿刺或脑显像时，可能的结核性脑膜炎不能被诊断或排除。

④ 非结核性脑膜炎：已确定为其他诊断，尚未得到结核性脑膜炎的明确诊断或双重感染的一些其他明确体征。

表 6-1　结核性脑膜炎 2010 年诊断评分

项目	诊断得分/分
临床表现	（该层最大得分＝6）
症状持续大于 5 天	4
疑似结核的全身症状（1 项或多项以下表现）：体重下降（或儿童体重增长不良），盗汗，持续性咳嗽大于 2 周	2
近期（过去 1 年内）有肺结核接触史或 TST、IGRA 阳性（仅限于＜10 岁的儿童）	2
局部神经损害表现（不包括颅神经麻痹）	1
颅神经麻痹	1
意识改变	1
脑脊液	（该层最大得分＝4）
外观清亮	1
细胞数：10~500/μL	1
淋巴细胞增多（＞50%）	1
蛋白＞1g/L	1
CSF 糖：血糖＜50% 或 CSF 糖绝对浓度＜2.2mmol/L	1

项目	诊断得分/分
脑显像	(该层最大得分＝6)
脑积水	1
脑基底膜增厚	2
脑结核瘤	2
脑梗死	1
脑基底部高密度影	2
其他部位结核证据	(该层最大得分＝4)
胸片显示可疑的活动性结核灶:结核体征＝2;粟粒性结核＝4	2/4
CT/MRI/超声证实中枢神经系统外结核	2
其他标本(如痰、淋巴结、胃内容物、尿液、血)中检测到 AFB 或分离培养出结核分枝杆菌	4
中枢神经系统外的标本 NAAT 检测到结核分枝杆菌	4

注：TST：tuberculin skin test（结核菌素皮肤试验）；IGRA：interferon-gamma release assay（γ 干扰素释放试验）；AFB：acid-fast bacilli（抗酸杆菌）；NAAT：nucleic acid amplification test（核酸扩增试验）。

3. 治疗要点及处方须知

（1）一般治疗　给予高营养、易消化饮食，纠正水电解质失衡、代谢紊乱等。眼科会诊行眼底检查，昏迷患者予导尿、鼻饲。

（2）对症治疗　颅内高压者（颅内压大于 $200mmH_2O$）可给予 20％甘露醇 125mL ivgtt q4/6/8h，可同时给予醋氮酰胺（乙酰唑胺片）0.25g tid，以减少脑脊液的生成。

（3）抗结核治疗

① 5％GS 250mL＋异烟肼注射液 0.6g ivgtt qd＋异烟肼 0.3g po qd（注意周围神经炎，补充维生素 B_6）。

② 利福平 0.45～0.6g po qd（主要不良反应为肝毒性）。

③ 乙胺丁醇 0.75g po qd（主要不良反应为视神经炎、肾损害）。

④ 吡嗪酰胺 0.5g po tid（主要不良反应为肝毒性、痛风）。

⑤ 左氧氟沙星注射液 0.4g ivgtt qd 或莫西沙星注射液 0.4g ivgtt qd（主要不良反应为恶心、震颤、精神症状）。

⑥ 或 5%GS 250mL＋阿米卡星注射液 0.4g ivgtt qd（主要不良反应为肾毒性、耳毒性）。

以上药物联用 2 个月以上改为三联或二联，总疗程＞12 个月或脑脊液正常后继续治疗 6 个月。治愈标准：症状、体征消失，脑脊液正常，疗程结束后 2 年无复发。

（4）激素治疗

① 指征：疾病中期或晚期，将要或已经有椎管阻塞。

② 用法：0.9%NS 100mL＋地塞米松 10mg ivgtt qd，7～14 天后每周减量至 7.5mg/5mg，再改为泼尼松 30mg po qd，每周减量 5mg 至减完停药。注意护胃及二重感染。

（5）鞘内注药

① 指征：

a. 顽固性颅高压者。

b. 脑脊液蛋白定量明显增高者。

c. 脑脊髓膜炎，有早期椎管梗塞者。

d. 较重病例，伴昏迷者。

e. 肝功能异常，致使部分抗结核药物停用者。

f. 慢性、复发或有耐药者。

② 药物及疗程：一般椎管内注入异烟肼（0.1g）＋地塞米松（2.5mg）混合后鞘内缓慢注入（注射过程中，患者有不良反应时停止注射），每周 2～3 次。总疗程根据患者病情，好转后逐渐减少每周给药次数，直至逐渐减完。

（6）脑积水治疗

① 侧脑室穿刺置管引流术。

② 侧脑室分流术。

（7）脑梗死抗凝治疗　阿司匹林 100mg po qd。

（高靓）

二、结核性脑脓肿

1. 概述

（1）病原学　结核分枝杆菌。

（2）流行病学特征　结核性脑脓肿罕见，多发生于 30 岁以下中青年及儿童，男女发病率无显著差异。

（3）发病机制　继发于身体其他部位结核病，由血行播散而来，以肺结核最常见。结核性脑脓肿的发病机制是患者免疫功能缺陷，脑内结核瘤呈干酪样变，继而病灶软化伴多核白细胞浸润及大量结核杆菌生长，最后形成脓肿。

（4）确定结核性脑脓肿必须具备以下条件。

① 脓液内发现结核杆菌。

② 脓肿壁为结核性病理改变。

2. 诊断要点

（1）病灶分布　好发于小脑（幕下）和大脑半球（额颞叶多见），单发多见，多发可造成两侧半球损害。

（2）临床表现　亚急性或慢性起病，常见症状和体征：局限性神经损害（71%）、瘫痪（71%）、头痛（47%）、发热（46%）、颅神经损害（41%）、局灶性癫痫或癫痫大发作（35%）、视神经乳头水肿（30%）、昏迷（24%）、感觉减退或丧失（18%）、颈项强直（17%）、恶心呕吐（12%）。

（3）辅助检查

① 脑脊液检查：若脑脓肿不并发结核性脑膜炎时脑脊液变化不明显。约50%患者脑脊液压力增高。

a. 脑脊液常规：细胞数轻中度增多，以淋巴细胞为主。

b. 脑脊液生化：糖<3.3mol/L，蛋白常<0.5g/L，少数患者有蛋白-细胞分离现象。

c. 脑脊液抗酸染色、结核杆菌培养阳性率很低。

② 影像学检查：

a. CT：脓肿呈单发或多发、圆形或椭圆形低密度区，灶周水肿明显。增强扫描呈环形强化，环壁较厚，少数较薄，灶周水肿占位效应明显。深部脓肿若侵入脑室则室管膜和脉络丛明显强化。

b. MRI：T_1加权像脓肿低信号，周围水肿中度低信号，两者之间脓肿壁为等信号环状间隔。T_2加权像脓肿中度高信号，周围水肿区高信号，两者之间脓肿壁为环状中或低信号。Gd-DTPA增强图像示环壁显著强化，脓肿中心不强化。

（4）诊断标准　结核性脑脓肿目前尚无统一的诊断标准。

3. 治疗要点及处方须知

（1）治疗方法　强有力的抗结核药物治疗的同时给予脓肿摘除术。

（2）抗结核治疗　联合异烟肼、利福平、乙胺丁醇治疗18~24个月。

（3）激素治疗　与抗结核药物同时使用，泼尼松15~40mg/d，疗程不超过1个月。

（4）脓肿切除术或穿刺引流术　在适当的抗结核治疗下进行。

（赖玲玲）

第二节　结核性脊膜脊髓炎

1. 概述

（1）病原学　结核分枝杆菌。

（2）流行病学特征　多见于青壮年，病前可有结核病患者接触史或结核病史。

（3）发病机制　结核杆菌通过血行或脊柱结核直接浸润而累及脊髓、脊膜和脊髓血管，形成结核性肉芽肿或结核球，致脊膜、脊髓蛛网膜炎及脊髓缺血。

2. 诊断要点

（1）呈慢性或亚急性起病。

（2）临床特征

① 在出现脊髓症状的同时有低热、纳差、消瘦、盗汗等。

② 脊髓损害常为不完全性，多累及胸腰段脊髓，出现病变水平以下的肢体瘫痪、感觉障碍和大小便功能障碍。

③ 当病变以脊膜、脊髓蛛网膜损害为主时，则以根痛为主要表现，并出现分散性、不对称性、节段性感觉障碍，临床表现颇似脊髓蛛网膜炎。

（3）辅助检查

① 化验：

a. T-SPOT、PPD、结核抗体阳性。

b. 红细胞沉降率。

c. 脑脊液动力学检查可发现椎管通畅或部分阻塞。

d. 脑脊液检查：

Ⅰ.脑脊液常规：外观可呈毛玻璃状，放置数小时可见白色纤维薄膜形成。细胞数轻度增高，白细胞数十至数百，以单核细胞为主。

Ⅱ.脑脊液生化：蛋白含量轻度增高，糖和氯化物含量降低。

Ⅲ.脑脊液抗酸染色（集菌）、结核杆菌培养阳性，检出率低。

Ⅳ.脑脊液结核杆菌基因检测（PCR）。

② 影像学检查：

a. X线检查可发现肺结核和脊柱结核病灶。

b. 脊髓 MRI：受累脊髓肿胀，结核球在 T_1 像为等信号或低信号病灶，在 T_2 像为低、等、高信号病灶，增强后有病灶边缘或病灶内结节状强化。脊膜、脊髓蛛网膜受累时，MRI 表现为腰段神经根增厚，蛛网膜下腔消失，注射 Gd-DTPA 后神经根及脊髓表面呈线条状信号增强；硬膜、蛛网膜斑块状信号增强。

（4）诊断标准　根据有结核病史、慢性或亚急性起病的脊髓和（或）脊膜受损症状、特殊的脑脊液改变、X线及脊髓 MRI 图像表现可予诊断。

3. 治疗要点及处方须知

（1）抗结核治疗　异烟肼（INH）、利福平、乙胺丁醇、链霉素四联治疗方案。

① 异烟肼 300mg po qd，重症者加量至 600～900mg/d。维生素 B_6 10～20mg tid 预防周围神经并发症。

② 利福平 450～600mg po qd，与异烟肼联用易出现肝损伤，注意检测肝功能。

③ 乙胺丁醇 750mg po qd，并发球后视神经炎，引起视

力减退，一般不用于 13 岁以下儿童。

④ 链霉素 1g im qd，2 个月后改为隔天 1g，疗程不少于 6 个月，如出现耳鸣、听力下降，须停用。

经治疗后症状好转，3 个月后可改为异烟肼和乙胺丁醇二联疗法，总疗程为 1.5～2 年。在治疗过程中个别病例在症状改善的同时，反而出现病变体积增大，并伴有表浅淋巴结增大，称为"反常性膨胀"，出现这种情况时治疗方案可以不变，只需停用激素，但有时这种情况可持续 1 年左右。

（2）对于蛛网膜粘连者可用异烟肼 100mg、地塞米松 2.5mg 鞘内注射，每周 2 次，10～15 次为 1 个疗程。

（3）激素治疗　与抗结核药物同时使用，泼尼松 15～40mg/d，疗程 1～2 个月。

（唐斌）

第三节　脊髓和脑结核瘤

一、脊髓结核瘤

1. 概述

（1）病原学　结核分枝杆菌。

（2）流行病学特征　罕见，仅占结核病的 2/10 万例，占结核瘤 2%～5%，多发于青壮年，发病无性别差异。

（3）发病机制　结核杆菌通过血液和脑脊液播散，或者由脊柱结核局部扩散累及脊髓、脊膜和脊髓血管，形成结核性肉芽肿或结核球，致脊髓缺血或肉芽肿压迫脊髓而产生症状。

2. 诊断要点

（1）病史　呈亚急性起病，好发部位是脊髓胸段，颈段和腰段较少。

（2）临床特征

① 多见于青壮年，常伴有他处结核灶。

② 在出现脊髓症状的同时有低热、纳差、消瘦、盗汗等。

③ 不完全性或完全性脊髓横贯性损害，即脊髓平面运动、感觉及括约肌功能进行性下降。

④ 多数伴有神经根性痛，尤其以硬膜下结核瘤更为明显。

（3）辅助检查

① 化验：

a. T-SPOT、PPD、结核抗体。

b. 红细胞沉降率。

c. 脑脊液检查：

Ⅰ. 脑脊液常规：细胞数轻度增高，以单核细胞为主。

Ⅱ. 脑脊液生化：蛋白含量轻度增高，糖和氯化物含量降低。

Ⅲ. 脑脊液抗酸染色（集菌）、结核杆菌培养阳性，检出率低。

Ⅳ. 脑脊液结核杆菌基因检测（PCR）。

② 影像学检查：

a. X线检查可发现肺结核和脊柱结核病灶。

b. 脊髓MRI：脊髓局部肿大，球形灶的 T_1 像多为等信号或低信号，可呈环状强化，中心干酪坏死区呈低信号；T_2

像病灶周围部分呈等信号，中心坏死区呈高信号，即出现"靶样征"。病程长者可有不均匀钙化。

（4）诊断标准　根据有结核病史、亚急性起病的脊髓和（或）脊膜受损症状、X线及脊髓MRI图像表现可予诊断。

3. 治疗要点及处方须知

（1）抗结核治疗

① 异烟肼（INH）、利福平、吡嗪酰胺、乙胺丁醇四联治疗方案。异烟肼300mg po qd，利福平450～600mg po qd，吡嗪酰胺500mg po tid，乙胺丁醇750mg po qd。

② 6个月左右临床症状和体征可缓解，疗程为1～1.5年。

（2）手术治疗　手术适应证包括：

① 患者表现为结核体质，或其他部位亦有结核病灶。MRI检查脊髓内有一小型类球形病灶，脊髓功能受损处于Frankel C级或D级，经足量多种抗结核药物治疗数周，症状无好转且有加重倾向。

② MRI显示髓内病灶较大，虽经抗结核药物治疗，但肢体功能已发展至不全瘫的Frankel B级或接近完全瘫的A级，应争取及早手术，可能保留部分脊髓功能。

（赖玲玲）

二、脑结核瘤

1. 概述

（1）病原学　结核分枝杆菌。

（2）流行病学特征　我国脑结核瘤发病率为1.4%，多发于儿童和青少年，发病无性别差异。

（3）发病机制　结核杆菌通过血液和脑脊液播散在脑实质或脑膜形成结核性肉芽肿。

2. 诊断要点

（1）病史　多慢性起病，病程多为数周，小儿可因突然癫痫发作而查出。常继发于身体其他部位结核。

（2）临床特征及分型

① 全身型：

a. 咯血、咳嗽、发热、盗汗、消瘦等结核征象。

b. 伴骨与关节结核，胸壁与颈淋巴结核慢性脓瘘等表现，或结核性脑膜炎表现。

c. 颅内压增高征象及小脑功能失调症状：头痛，呕吐及视乳头水肿，局限性脑损害症状，眼震，肢体共济失调等表现。

② 局限型：

a. 有低热、盗汗、消瘦、纳差等结核征象。

b. 颅内高压症状和局限性脑损害症状：颅内高压表现为头痛、呕吐及视乳头水肿。幕上半球病变以癫痫发作最为常见，发生率达85%，还可有偏瘫、失语、视力改变等。幕下病变可先出现颅内压增高症，随后出现眼震、肢体共济失调。脑干病变可先出现脑神经功能障碍，后出现交叉性瘫痪等。

（3）辅助检查

① 化验：

a. T-SPOT、PPD、结核抗体。

b. 红细胞沉降率。

c. 脑脊液检查：压力测定，脑脊液常规、生化、病原学、结核杆菌基因检测（PCR）。

② 影像学检查：

a. X线检查可发现肺结核和胸膜增厚。

b. CT检查：

Ⅰ. 早期（炎症反应期）：胶原纤维少，呈等密度，不显示肿块，周围为低密度脑水肿，在额叶呈"漏斗状"，在颞枕顶区呈"三手指状"，强化不均匀。

Ⅱ. 中期（炎症消退期）：胶原组织增生，内含干酪样物质，呈小盘状高密度，周围是低密度脑水肿，呈明显环状强化。

Ⅲ. 晚期（结核球钙化结节期）：病变呈圆形或卵圆形，平扫为高密度影，无脑水肿；增强后呈现"靶征"，即环形强化包绕着中心结节状钙化或增强的病灶，这是典型的结核球的表现。

c. 头颅MRI检查：结核球在 T_1 加权像上为低或略低信号，在 T_2 加权像上大多信号不均匀，表现为低、等或略高信号。结核球中心干酪样坏死在 T_2 加权像上呈高信号，也可呈模糊不清的同心圆状分层像，周围包膜呈低信号，并有高信号的水肿带环绕。

（4）诊断标准　根据有结核病史、亚急性起病、有颅内增高症和局灶性神经系统体征，尤其有癫痫发作，头颅CT和MRI典型图像表现可予诊断。

3. 治疗要点及处方须知

（1）抗结核治疗　异烟肼（INH）、利福平、乙胺丁醇、链霉素四联治疗方案。

① 异烟肼 300mg po qd，重症者加量至 $600\sim900$mg/d。维生素 B_6 $10\sim20$mg tid 预防周围神经并发症。

② 利福平 $450\sim600$mg po qd，与异烟肼联用易出现肝

损伤，注意检测肝功能。

③ 乙胺丁醇 750mg po qd，并发球后视神经炎，引起视力减退，一般不用于 13 岁以下儿童。

④ 链霉素 1g im qd，2 个月后改为隔天 1g，疗程不少于 6 个月，如出现耳鸣、听力下降，须停用。

经治疗后症状好转，3 个月后可改为异烟肼和乙胺丁醇二联疗法，总疗程为 1.5～2 年。在治疗过程中个别病例在症状改善的同时，反而出现病变体积增大，并伴有表浅淋巴结增大，称为"反常性膨胀"，出现这种情况时治疗方案可以不变，只需停用激素，但有时这种情况可持续 1 年左右。

（2）手术治疗　脑结核瘤的治疗多主张先用药物治疗 4～8 周，再通过 CT 或 MRI 复查，若症状不改善，结核球不缩小，再考虑手术切除。

（罗飞兵）

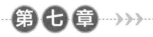

第七章 >>>

中枢神经系统真菌性感染

第一节 隐球菌性脑膜炎

1. 概述

（1）病原学 隐球菌，主要为新型隐球菌和格特隐球菌。

（2）流行病学特征

① 传染源：新型隐球菌与鸟类栖息地密切相关，鸽粪是主要的传染源。

② 传播途径：主要通过呼吸道，也可通过皮肤伤口或消化道进入人体。

③ 流行特征：呈世界性分布，高度散发，免疫功能低下或缺失者易感染发病。

（3）发病机制 荚膜是最主要的致病因子，带荚膜的菌体与机体上皮细胞结合，使紧密结构断裂、骨架发生改变，产生跨细胞作用，同时荚膜可抑制吞噬细胞调节因子与受体结合；黑色素可抑制宿主的免疫应答，保护真菌细胞对抗氧化剂及抗体介导的吞噬作用和巨噬细胞的杀伤作用；隐球菌可利用尿素酶穿透血-脑屏障；菌体分泌的磷脂酶是抵御单核巨噬细胞的杀伤作用的重要因素。

2. 诊断要点

（1）病史　有或无免疫功能缺陷，有或无鸽粪、桉树接触史。

（2）临床特征　本病起病常隐匿，表现为慢性或亚急性过程，起病前可有上呼吸道感染或肺部感染史。少数接受免疫抑制治疗的患者或免疫缺陷者可急性起病，病死率高。根据中枢神经系统隐球菌感染的症状、体征和头颅影像学改变，临床分为三型。

① 脑膜炎型：病变主要侵犯脑（脊）膜，临床表现为脑膜刺激征及颅内高压症状。多数起病缓慢，头痛为初发症状，开始为阵发性，后为持续性，并日益加重，偶可有突然发作，剧烈头痛，伴以眩晕、恶心和呕吐。患者发热一般在 38℃ 左右，亦有高达 40℃ 左右者，少数病例无发热。体征有颈项强直、克尼格征与布鲁津斯基征阳性，眼底检查可发现视乳头水肿，眼底出血和渗出物，亦可出现脑神经损害，包括视力减退、失明、眼球外展受限、面瘫、听力减退、耳聋等。

② 脑膜脑炎型：因隐球菌沿着血管周围鞘膜扩展进入脑实质而引起，也可由脑血管栓塞所造成。除了脑膜炎症状外，尚可出现脑实质病变部位相应的症状和体征，如抽搐、瘫痪等。

③ 脑瘤型：少见，位于大脑、间脑、脑桥、小脑、中脑或延髓的隐球菌性肉芽肿可产生相应部位占位病变的症状与体征，如意识障碍、精神症状、抽搐、瘫痪、眼球震颤等。除非在脑脊液中找到隐球菌，一般手术很难做出正确的判断。

（3）辅助检查

① 血常规检查：一般正常，偶见淋巴细胞比例增高，艾滋病患者白细胞计数降低，不同程度的贫血，T 淋巴细胞

绝对计数降低，CD4$^+$T 下降，CD4$^+$/CD8$^+$ 小于 1。

② 脑脊液检查：脑脊液压力明显升高，澄清或稍浑浊；细胞数 $(40\sim400)\times10^6$/L 之间，以淋巴细胞为主，早期以中性粒细胞为主，症状明显期细胞数偶大于 500×10^6/L；脑脊液蛋白含量水平轻至中度升高，糖和氯化物含量水平下降；墨汁染色后可见新型隐球菌；脑脊液真菌培养可培养到新型隐球菌。

③ 免疫学诊断：血和脑脊液中的隐球菌荚膜多糖抗原阳性就需治疗，滴度的高低提示疾病的严重程度。

④ 影像学检查：早期 CT 及 MRI 增强表现为正常、弥漫性脑水肿和(或)轻度脑积水；亚急性期及慢性期可表现为脑萎缩、脑积水、胶状假囊、脑内多灶低密度区及异常信号区、隐球菌瘤，脑膜增厚、强化，以基底池、环池、侧裂池及四叠池为著。

⑤ 病理学检查：中枢神经系统的病变大致可分为胶质性和肉芽肿性两类，病变可侵犯脑脊膜、大脑的各部位以及间脑、脑干、小脑等。局限性肉芽肿由组织细胞、巨细胞、淋巴细胞及成纤维细胞组成，隐球菌大多存在于巨细胞及组织细胞内。病原菌还可沿血管周围鞘膜侵入脑实质，引起脑干的血管炎，脑实质内亦可形成肉芽肿，也可在灰质内形成囊肿，称为假性囊肿，并可进一步发展成为隐球菌瘤。

（4）诊断标准

① 脑脊液隐球菌涂片和（或）培养阳性。

② 脑组织病理学检查见隐球菌。

③ 具备脑膜炎症状和体征，脑脊液常规和生化异常，脑脊液涂片和培养阴性，但隐球菌抗原试验阳性。

3. 治疗要点及处方须知

（1）抗真菌药物治疗方案及疗程

① 抗真菌药物治疗方案，见表 7-1。

表 7-1 隐球菌性脑膜炎抗真菌药物治疗方案

病程	抗真菌药物		疗程
	首选	次选	
非艾滋病患者			
诱导期	两性霉素 B 0.5~0.7mg/(kg·d) + 氟胞嘧啶 100mg/(kg·d)	a. 两性霉素 B 0.5~0.7mg/(kg·d) + 氟康唑 400mg/d + 氟胞嘧啶 100mg/(kg·d) b. 两性霉素 B 0.5~0.7mg/(kg·d) c. 氟康唑 600~800mg/d±氟胞嘧啶 100mg/(kg·d) d. 伊曲康唑注射液（第 1~2 天负荷剂量 200mg q12h；第 3 天开始 200mg qd）±氟胞嘧啶 100mg/(kg·d) 伏立康唑（第 1 天负荷剂量 6mg/kg q12h；第 2 天开始 4mg/kg q12h）±氟胞嘧啶 100mg/(kg·d)	≥4 周
巩固期	a. 氟康唑 600~800mg/d ± 氟胞嘧啶 100mg/(kg·d) b. 两性霉素 B 0.5~0.7 mg/(kg·d)±氟胞嘧啶 100mg/(kg·d)	a. 伊曲康唑口服液（200mg q12h）±氟胞嘧啶 100mg/(kg·d) b. 伏立康唑（200mg q12h）±氟胞嘧啶 100mg/(kg·d)	≥6 周
艾滋病患者			
诱导期	同非艾滋病患者诱导期	同非艾滋病患者诱导期	≥4 周
巩固期	同非艾滋病患者巩固期	同非艾滋病患者巩固期	≥6 周
维持期①	氟康唑 200mg/d	伊曲康唑 400mg/d	≥1 年

① 艾滋病患者还需有一维持期。维持期如果进行反转录病毒治疗的患者 CD4[+]T 淋巴细胞>100 个/μL，且连续 3 个月人类免疫缺陷病毒 RNA 低于检测下限或非常低，可以停止维持治疗（抗真菌疗程至少 12 个月）；如果 CD4[+]T 淋巴细胞<100 个/μL，需重新开始维持治疗。

② 疗程：

a. 隐球菌性脑膜炎疗程较长，具体疗程判定宜个体化，结合患者临床症状、体征消失，脑脊液常规、生物化学检测恢复正常，脑脊液涂片、培养阴性，可考虑停药。

b. 有免疫功能低下及基础疾病患者、脑脊液隐球菌涂片持续阳性、隐球菌特异多糖荚膜抗原检测持续高滴度，以及颅脑 MRI 示脑实质有异常病灶者疗程均宜相应延长。疗程通常 10 周以上，长者可达 1~2 年以上，后期可口服氟康唑治疗。

（2）抗真菌药物具体用法

① 两性霉素 B 用法：

a. 5% GS 500mL ＋注射用两性霉素 B 1mg、3mg、5mg、10mg、15mg、25mg，最大 0.5~0.7mg/(kg·d)。

b. 肝肾功能轻中度损伤可减量至 0.3mg/(kg·d)，重度用注射用两性霉素 B 脂质体 3~4mg/(kg·d) 或单用氟康唑。

c. 不良反应：恶心、呕吐、发热、畏寒、贫血、低钾血症（常规补钾）、肝肾损伤、骨髓抑制、皮疹。

d. 注意事项：在重症、免疫重建、减轻两性霉素 B 不良反应时，可在两性霉素 B 中加用 1mg 地塞米松，若 1~2 周后无不适并考虑会影响疗效，可逐渐改为口服甲泼尼龙片 8mg 1 周、6mg 1 周、4mg 1 周、2mg 1 周，直至停药，若在减停过程中出现不适，可在排除其他疾病时继续维持剂量再适时减停。

② 氟胞嘧啶：

a. 用法：氟胞嘧啶 0.1g/(kg·d)，分 4 次口服，单用易耐药，需与氟康唑、两性霉素 B 联用。

b. 注意事项：有血液疾病、肝衰竭/肝硬化、肾损伤的患者需慎用或禁用，尤其是血红蛋白进行性下降的患者。

③ 氟康唑：

a. 用法：巩固期，400mg ivgtt q12h，脑脊液中荚膜抗原转阴时可改为400mg qd。维持期，氟康唑200mg po qd。

b. 注意事项，若过敏可改用两性霉素 B；对肾功能影响不大，但肾小球肌酐清除率＜30％时剂量需降半。

④ 伊曲康唑注射液：第 1～2 天负荷剂量 200mg q12h，第 3 天开始 200mg qd，注意其心脏毒性。

⑤ 伏立康唑：第 1 天负荷剂量 6mg/kg q12h，第 2 天开始 4mg/kg q12h。

⑥ 疗程：血中荚膜抗原决定停药时间，若有免疫缺陷需转阴才能停，若免疫功能正常者达疗程即可停。

（3）对症治疗

① 5％ GS/0.9％ NS 250mL ＋醒脑静注射液 2 支 ivgtt qd，孕妇禁用。

② 5％ GS/0.9％ NS 250mL ＋前列地尔（凯时）注射液 10g ivgtt qd。

③ 5％ GS 250mL ＋还原性谷胱甘肽 1200mg ivgtt qd。

④ 降颅压：

a. 20％甘露醇 125mL ivgtt q4/6/8 h，肾功能不好时可用甘油果糖。

b. 用药过程中主要有低颅压致头晕情况，若出现可用 0.9％ NS 处理。

⑤ 如果脑脊液压力持续升高≥25mmH$_2$O 并出现头痛等颅内压增高症状，可以每天或隔日重复行腰椎穿刺术缓慢引流脑脊液，或行置管外引流术（侧脑室引流或腰大池置管引流）。

（郐小萍）

第二节 念珠菌性脑膜炎

1. 概述

(1) 病原学 能引起念珠菌病的病原菌主要有白念珠菌、光滑念珠菌、热带念珠菌等,其中白念珠菌毒力最强、最常见,其所致疾病占念珠菌病的80%以上。

(2) 流行病学特征

① 大多由于长期大量使用广谱抗生素,抑制了身体正常菌群,造成菌群失调,有利于真菌等条件致病菌繁殖。

② 多通过皮肤、黏膜、呼吸道或肠道的血行扩散,个别病例可通过各种穿刺或脑部手术直接植入而感染脑膜和脑。

(3) 发病机制 长期使用糖皮质激素或其他免疫抑制剂、放射疗法、化学疗法等使免疫功能降低,致使念珠菌引起发病,并经血行播散而引起中枢神经系统损害。

2. 诊断要点

(1) 病史 长期使用糖皮质激素或其他免疫抑制剂、放射疗法、化学疗法等,有或无免疫功能缺陷。

(2) 临床特征

① 发病可缓可急,发热和脑膜炎症状为其突出临床表现,临床表现与普通细菌性脑膜炎相似。

② 多呈慢性经过,偶有暴发型,类似化脓性脑膜炎。如脑实质受损还可同时出现相应的脑脓肿和肉芽肿症状。

③ 可有颅内压升高;可出现复视、耳鸣、眩晕、痴呆、嗜睡、昏睡及昏迷;有时出现局灶性神经系统症状,如失

语、肢体瘫痪。

④ 体征有颈项强直、克尼格征与布鲁津斯基征阳性，眼底检查可发现视乳头水肿，眼底出血和渗出物，亦可出现脑神经损害，包括视力减退、失明、眼球外展受限、面瘫、听力减退、耳聋等。

（3）辅助检查

① 血常规检查：早期一般正常，或白细胞计数与分类计数稍增高。

② 脑脊液检查：脑脊液常规、生化和细胞学检查与新型隐球菌性脑膜炎相似。压力明显升高，浑浊；脑脊液中白细胞数可正常或单核、中性粒细胞轻度增多；蛋白质含量很高，糖含量正常或偏低，氯化物含量常减低。早期脑脊液中不易发现真菌。

③ 真菌检查：

a. 镜检：见假菌丝或菌丝与出芽酵母（芽孢）。

b. 国内现有的 G 试验可作为诊断侵袭性念珠菌病的辅助指标之一。

c. 分子生物学方法：念珠菌菌种鉴定可采用 PCR 方法，但方法的标准化尚待建立。

（4）诊断标准

① 有长期大量使用广谱抗生素、糖皮质激素、免疫抑制剂史，或有经历大手术、输血补液、导管、插管以及糖尿病、恶性肿瘤和慢性消耗性疾病的病史。

② 临床表现有头痛、呕吐及脑膜刺激症状，并不能用其他疾病解释。

③ 脑脊液出现异常，并检出念珠菌即可确诊。

3. 治疗要点及处方须知

（1）抗真菌治疗

① 初始治疗：两性霉素 B（每天 0.7～1 mg/kg）联合氟胞嘧啶 [0.1g/（kg·d）]；两性霉素 B 含脂复合剂（每天 3～5 mg/kg）替代两性霉素 B 作为初始治疗药物 2～4 周。

② 维持治疗：氟康唑（每天 400～800 mg，即 6～12 mg/kg）联合氟胞嘧啶 [0.1g/（kg·d）]。

③ 疗程：需持续至临床症状、体征、脑脊液真菌检查异常消失后再用 2～4 周。

④ 具体方案见表 7-2：

表 7-2　抗中枢神经系统念珠菌治疗方案

首选	备选	备注
两性霉素 B 含脂复合剂每天 3～5 mg/kg，联合或不联合氟胞嘧啶 0.1 g/（kg·d），治疗数周，继以氟康唑每天 400～800 mg（6～12 mg/kg）	无法耐受两性霉素 B 含脂复合剂患者，氟康唑每天 400～800 mg（6～12 mg/kg），联合或不联合氟胞嘧啶 0.1g/（kg·d）	治疗持续至所有症状和体征、CSF 和影像学异常消失

⑤ 鞘内（椎管内）注射方法：用 5％葡萄糖溶液稀释两性霉素 B，每次剂量（成人）0.5mg，隔日 1 次，可加适量地塞米松。要注意椎管内注射量不得超过所流出的脑脊液量。

（2）降颅压

① 20％甘露醇 125mL ivgtt q4/6/8 h，肾功能不好时可用甘油果糖。

② 用药过程中主要有低颅压致头晕情况，若出现可用 0.9％NS 处理。

（黄超伟）

第三节 组织胞浆菌性脑膜炎

1. 概述

（1）病原学 组织胞浆菌。

（2）流行病学特征

① 传染源：广泛存在于鸡、鸽和蝙蝠等鸟类的粪便中。

② 传播途径：多经呼吸道进入人体肺部，极个别病例可经脑部手术或穿刺将组织胞浆菌直接植入颅内而致病。

③ 流行特征：主要发生在一些特殊地域，如美国中西部、非洲及拉丁美洲。在中国也有散发病例。

（3）发病机制 多经呼吸道进入人体肺部，然后经血液传播至全身、脑和脑膜而致病。

2. 诊断要点

（1）病史 有暴露于组织胞浆菌的工作或活动（如拆迁、鸡窝打扫、洞穴探险等）史，疫源地的旅游史或居住史。

（2）临床特征

① 病情呈急性进行性加重，持续性发热或高热、全身酸痛不适、贫血、肝脾和全身淋巴结肿大等组织胞浆菌病性全身症状，并有脑膜和脑部受损症状和体征。

② 患者多合并全身性组织胞浆菌病，包括以下分型：

a. 播散型：常并发于网状内皮系统疾病，病情危重，婴幼儿和年老者易得，有显著的全身症状如发热、寒战、咳嗽、疲倦、乏力、呼吸困难、胸痛、腹痛、头痛、消瘦、腹泻，有时大便带血。病程急缓不一。多有肝、脾及淋巴结肿大，低色素性贫血，白细胞减少，淋巴细胞增多，血小板减少等。

b. 肺型：该情况主要是因患者吸入了组织胞浆菌的孢子所导致的，并且患病的时候有急性与慢性之分。

c. 皮肤型：多见于成人，皮肤损害以面部及颈部为多，也可波及口、鼻、咽喉，男性外生殖器及四肢等处，表现为溃疡、肉芽肿、结节、脓肿或坏死性丘疹等，局部淋巴结明显肿大，并有液化性坏死。一般无全身症状。

（3）辅助检查

① 血常规检查：一般无特异性改变。

② 脑脊液检查：与新型隐球菌性脑膜炎相似。

③ 免疫学检查：可用放射免疫法测定组织胞浆菌细胞壁抗原。

④ 真菌培养：患者血液、脑脊液等受累组织均可作为培养样本。

⑤ 组织病理学检查：病理切片 PAS 染色、Gomori 六胺银染色（GMS）和吉姆萨染色均可发现组织胞浆菌。

（4）诊断标准　组织胞浆菌性脑膜炎的诊断较困难，主要根据症状、相关疫源地的旅游史或居住史。从组织或体液中培养分离到组织胞浆菌或活检病理发现形态符合组织胞浆菌的病原菌均可以明确诊断该病。

3. 治疗要点及处方须知

（1）抗真菌治疗

① 初始治疗：两性霉素 B（每天 0.7～1 mg/kg）治疗 4～6 周。

② 巩固治疗：伊曲康唑（至少 400mg/d）口服治疗 1 年以上。

③ 艾滋病患者：伊曲康唑 200mg/d 口服治疗终身。

④ 伏立康唑：200mg q12h，对伊曲康唑治疗失败者有效。

（2）降颅压 20％甘露醇 125mL ivgtt q4/6/8 h，肾功能不好时可用甘油果糖。

（吴晓蓉）

第四节　脑曲霉病

1. 概述

（1）病原学　曲霉菌属真菌。

（2）流行病学特征

① 传染源：曲霉菌广泛存在于自然界中，曲霉孢子存在于尘埃及土壤中，是主要传染源。

② 传播途径：脑曲霉病的感染途径大多从呼吸道侵入体内，再由肺经血液循环播散到脑和脑膜，也有少数直接来自邻近组织的感染，如鼻、眼曲霉菌感染。

③ 流行特征：可发生于任何年龄，为条件致病菌。

（3）发病机制　致病性曲霉菌通过肺脏原发感染灶血行播散入脑，或从鼻窦、眼眶病灶直接蔓延入颅内，进入脑内的曲霉菌通过孢子和菌丝在脑膜或脑实质上生长，导致发生脑曲霉病。

2. 诊断要点

（1）病史　患者通常存在长期应用激素、免疫功能低下的情况，通常有晚期艾滋病、长期周围血白细胞缺乏症或重症肝炎等严重疾病。

（2）临床特征

较少见，临床表现为精神错乱、迟钝或嗜睡，CT 示脑占位性病变。预后极差。

（3）辅助检查

① 血常规检查：周围血白细胞总数升高，以嗜中性粒细胞为主。

② 脑脊液检查：脑脊液压力升高，澄清或稍浑浊。细胞数和蛋白含量均升高，通常淋巴细胞增多较明显。糖和氯化物含量正常或稍低。脑脊液涂片很难发现曲霉菌的菌丝和孢子，脑脊液培养可培养出黄绿色的菌落。

③ GM 试验：目前我国临床上阳性判断折点为单次＞0.8 或 2 次＞0.5。

④ 影像学检查：CT 显示局灶性前颅窝肿胀软组织影和颅内低密度影，为渗出性炎性病灶。头部 MRI 检查显示前颅窝和脑实质呈长 T_1 长 T_2 信号。病灶周围有明显的水肿，增强后，病灶呈现环状增强影。

⑤ 组织病理学检查：镜下为中性粒细胞和淋巴细胞浸润。小动脉内有曲霉菌菌丝所致的真菌性动脉瘤和血栓及栓塞，管壁有出血，脑组织内化脓性病灶中可见放射状或珊瑚状的曲霉菌菌丝。

（4）诊断标准

① 病史：有慢性消耗性疾病、恶性肿瘤史，或有导致机体抵抗力下降的诱发因素。

② 鼻（鼻窦）和眼损害症状：发热、局部肿胀、疼痛、黑色黏稠分泌物。

③ 脑膜刺激征和高颅压：头痛、恶心、呕吐、脑膜刺激征阳性。

④ 脑脊液中培养出黄绿色的曲霉菌。

3. 治疗要点及处方须知

（1）抗真菌治疗

① 首选伏立康唑（6～12 周静脉滴注，至病灶消失，改口服，总共 6 个月，GS/NS 250mL ＋ 伏立康唑 200mg q12h，重型肝炎每日一次，第一个 24h 剂量加倍；每周查血药浓度）。

② 若伏立康唑效果不佳可加用卡泊芬净首剂 70mg ivgtt，维持剂量 50mg/d。

③ 伊曲康唑胶囊 po 400mg/d。

④ 两性霉素 B：

a. 用法：GS 500mL ＋ 注射用两性霉素 B 1mg、3mg、5mg、10mg、15mg、25mg、最大 0.5～1mg/(kg•d)（肝肾功能轻中度损伤可减量，重度用注射用两性霉素 B 脂质体）＋地塞米松磷酸钠注射液 1mg（用 1～2 周，如无不适可停，会影响疗效，注意护胃）。

b. 不良反应：恶心、呕吐、发热、畏寒、贫血、低钾血症（常规补钾）、肝肾损伤。

（2）对症支持治疗。

（方霞）

第五节　毛霉菌性脑膜炎

1. 概述

（1）病原学　毛霉菌科有 3 个菌，毛霉菌、根霉菌和犁头霉菌。

（2）流行病学特征

① 传染源：毛霉菌是一种极普通的真菌，常见于果类、淀粉类物质、土壤和腐败植物中，也是实验室的常见污染菌，健康人的鼻咽部和粪便中常可培养出此菌。

② 传播途径：真菌常从患者面部、副鼻腔、鼻窦和眼眶周围组织的化脓性病灶直接扩散或经局部血运入侵脑膜和脑部。

③ 流行特征：可发生于任何年龄，一般情况不致病，只在机体抵抗力降低，或大量应用抗生素、固醇类激素、促肾上腺皮质激素、抗肿瘤药物之后，才容易诱发此病，也多见于糖尿病患者。

（3）发病机制　毛霉菌孢子可通过呼吸道、消化道和皮肤黏膜进入人体，在鼻腔、鼻窦和眼眶周围软组织中繁殖，侵犯血管形成宽大的菌丝，因血管闭塞引起周围组织坏死和化脓性改变。免疫功能低下时，病菌随血行播散进入中枢神经系统，感染脑膜和脑实质，引起组织坏死和化脓性改变。

2. 诊断要点

（1）病史　患者免疫功能低下，病前常有应用大量抗生素或激素史。

（2）临床特征

① 常急性高热起病，伴头痛、呕吐。

② 鼻（鼻窦）和眼损害症状：病侧面部肿痛，暗红色鼻分泌物，鼻甲有暗黑色坏死灶，眼睑下垂，眼球突出、运动受限、瞳孔散大固定，角膜反射消失，视力减退或消失，眼底正常或视神经乳头水肿或萎缩。

③ 脑膜刺激征和高颅压：颈项有抵抗，脑膜刺激征明显等脑膜和脑神经受损症状，如脑部受损可出现抽搐、偏

瘫、精神错乱、昏迷等症状。一般病程持续 1～2 周。如不及时救治，常因呼吸、循环衰竭而死亡。

(3) 辅助检查

① 血常规检查：可正常，或白细胞升高。

② 脑脊液检查：脑脊液外观清亮或稍浑浊，压力和蛋白含量增高，糖和氯化物含量正常，以淋巴细胞或中性粒细胞为主的白细胞计数升高。

③ 免疫学检查：血和脑脊液中的特异性抗体阳性，滴度的高低提示疾病的严重程度。

④ 影像学检查：副鼻窦 X 线或 CT、MRI 检查，可见除额窦外的多个副鼻窦黏膜呈结节状增厚，窦壁骨质呈点状破坏。

⑤ 病理学检查：取鼻腔分泌物、脓汁、鼻甲或鼻窦组织活检标本，脑脊液及脑组织活检标本，加入氢氧化钾溶液中，在显微镜下发现宽大的菌丝。

(4) 诊断标准

① 病史：有导致机体抵抗力下降的诱发因素或病史，如慢性消耗性疾病、恶性肿瘤史或长期使用广谱抗生素、免疫抑制剂史。

② 鼻（鼻窦）和眼损害症状：发热、局部肿胀、疼痛、黑色黏稠分泌物。

③ 脑膜刺激征和高颅压：头痛、恶心、呕吐、脑膜刺激征阳性。

④ 神经功能和脑实质受损：眼球活动障碍、偏瘫、癫痫及意识障碍等。

3. 治疗要点及处方须知

(1) 抗真菌治疗

① 两性霉素 B：

a. 用法：GS 500mL＋注射用两性霉素 B 1mg、3mg、5mg、10mg、15mg、25mg、最大 $0.5\sim 1mg/(kg\cdot d)$（肝肾功能轻中度损伤可减量，重度用注射用两性霉素 B 脂质体）＋地塞米松磷酸钠注射液 1mg（用 $1\sim 2$ 周，如无不适可停，会影响疗效，注意护胃）。

b. 不良反应：恶心、呕吐、发热、畏寒、贫血、低钾血症（常规补钾）、肝肾损伤。

② 伊曲康唑胶囊 po 400mg/d。

（2）对症支持治疗。

（符碧琪）

第八章

中枢神经系统寄生虫性感染

第一节　阿米巴脑炎和脑脓肿

1. 概述

（1）病原学　溶组织内阿米巴、自生生活阿米巴（耐格里属阿米巴、棘阿米巴属）。

（2）流行病学特征　多于夏季发病，青少年多见，发病近期有在污染的池塘或游泳池游泳。

（3）发病机制

① 耐格里属阿米巴原虫首先进入人体鼻腔，通过嗅神经上皮的支持细胞，以吞噬方式摄入，然后沿着无髓鞘的嗅神经终丝轴系膜空间，穿过筛板后，到达含有脑脊液的亚蛛网膜空间进行增生，并由此扩散而入侵中枢神经系统，引起化脓性脑膜脑炎、出血坏死性脑炎和脓肿等。原虫还可进入脑室系统到达脉络膜的神经丛，引起脉络膜神经炎与急性室管膜炎。

② 棘阿米巴经血行进入脑脊液。

2. 诊断要点

（1）病史　多在夏季发病，起病前曾在污染的池塘或游泳池中游泳。

（2）临床特征　潜伏期一般仅为3～5天，最多为7～15天。本病病死率极高，病程短。

① 症状：早期会出现味觉和嗅觉异常，剧烈头痛、高热、喷射性呕吐，继而出现全身性或局限性癫痫发作，多数在数天内转入谵妄、瘫痪及昏迷阶段。有些患者还会出现运动失调，定向力障碍，行为、性格改变和精神错乱。患者常在1周内因严重脑水肿，导致呼吸、循环衰竭而死亡。

② 体征：脑膜刺激征阳性。

（3）辅助检查

① 血常规检查：白细胞总数升高，以中性粒细胞为主，核左移。

② 脑脊液检查：脑脊液压力明显增高，红细胞计数增高，白细胞计数增高，以中性粒细胞升高为主，蛋白含量升高，糖含量降低。

③ 影像学检查：头颅CT显示有弥漫性密度增高区域，并累及灰质。脑部及脑脚间处的脑池间隙闭塞，大脑半球上部环绕中脑和蛛网膜空间的亚显微结构均消失。

（4）诊断标准　脑脊液涂片或培养找到阿米巴原虫。

3. 治疗要点及处方须知

（1）一般治疗　监测生命体征及瞳孔变化，安全防护，维持水电解质平衡。

（2）抗阿米巴治疗　两性霉素B＋利福平有一定疗效，一般抗阿米巴药物无效，但若是溶组织内阿米巴可首选甲硝唑。

（3）其他治疗

① 降颅压：甘露醇注射液 125mL q8h。

② 脓肿穿刺抽吸。

③ 吸氧，保护肝肾功能。

4. 预后　病死率达 100%。

（陈丽明）

第二节　脑型疟疾

1. 概述

（1）病原学　疟原虫，主要由恶性疟原虫引起。

（2）流行病学特征

① 传染源：患者，带疟原虫者。

② 传播途径：蚊虫叮咬，输血，污染的针头，器官移植。

（3）发病机制　恶性疟原虫感染红细胞引起细胞体积增大，黏附成团，引起脑微血管局部管腔狭窄或堵塞，使组织细胞缺血缺氧。

2. 诊断要点

（1）病史　曾在有蚊季节去过疫区，近期有疟疾病史或输血史。

（2）临床特征

① 症状：发热、谵妄、剧烈头痛、呕吐、抽搐，出现不同程度的意识障碍。

② 体征：脑膜刺激征阳性、失语、瘫痪、反射亢进等。

（3）辅助检查

① 血常规检查：WBC 计数升高，中性粒细胞偏高，红

细胞计数和血红蛋白下降；单核细胞常增多，并见吞噬有疟色素颗粒。

② 脑脊液检查：脑脊液压力增高，细胞数与生化检查大多正常。

③ 疟原虫检查：外周血涂片、骨髓涂片找到恶性疟原虫。

④ 血清学检查：抗疟原虫抗体阳性。

⑤ 影像学检查：头颅 CT 或 MRI。

（4）诊断　对曾在疟疾流行区居住过、有意识障碍或癫痫发作的患者，都应怀疑为脑型疟疾（不管他们是否预防性地服用过抗疟药物）。

3. 治疗要点及处方须知

（1）一般治疗　病室做防蚊措施，发作期及退热后 24h 应卧床休息，监测生命体征及瞳孔变化，昏迷患者加强防护，保证能量供给，维持水电解质平衡。

（2）抗疟治疗

① 青蒿琥酯首剂 120mg，在 12h 和 24h 分别再静脉推注 120mg，以后 120mg 静脉推注 qd×7 天。

② 蒿甲醚 80mg 肌内注射 qd ×5 天，首剂加倍。

③ 磷酸咯萘啶 160mg 加入 5％ GS 或 NS 500mL 静脉滴注 qd×3 天；或 160mg 肌内注射 qd×3 天。

④ 上述疗程结束后口服双氢青蒿素哌喹片（双氢青蒿素 40mg＋磷酸哌喹 0.32g）2 片 口服 bid×2 天巩固治疗。

（3）对症支持治疗

① 糖皮质激素：地塞米松 10mg 静脉推注，依情况而定。

② 脱水：甘露醇 125mL 静脉滴注 q6～8h。

③ 贫血严重时输血。

④ 抽搐时予镇静治疗。

⑤ 若出现脏器功能衰竭应进入 ICU 行生命支持。

（吕阳）

第三节　弓形虫脑病

1. 概述

（1）病原学　刚地弓形虫。

（2）流行病学特征

① 传染源：猫及猫科动物。

② 传播途径：消化道、接触、母婴垂直传播。

③ 流行特征：与猫及猫科动物密切接触，免疫力低下者易被感染。

（3）发病机制　速殖子（滋养体）在细胞内增殖，破坏细胞后逸出，再侵入邻近细胞，引起组织炎症。缓殖子（包囊）增殖，挤压器官，以致功能障碍。

2. 诊断要点

（1）病史　有与猫或猫科动物密切接触史、免疫低下或缺陷。

（2）临床特征

① 症状：

a. 后天获得性弓形虫脑病：可出现发热、肌痛、乏力、淋巴结肿大及肝脾大，也可出现脉络膜炎、虹膜炎、视网膜炎等；颅压增高者可出现头痛、恶心、呕吐；脑实质损害者可出现偏瘫、失语等。

b. 先天性弓形虫脑病：孕妇被感染后常可引起流产、

早产或死产。存活婴儿可有脑积水、小头畸形、智力缺陷等发育异常。

② 体征：浅表淋巴结可触及肿大，肝脾可触及大，视乳头水肿。

（3）辅助检查

① 脑脊液检查：WBC 升高，以淋巴细胞为主，伴有嗜酸性粒细胞升高，蛋白增高。

② 免疫学检查：血清和脑脊液弓形体抗体检查呈阳性。

③ 影像学检查：头颅 CT 检查见单个或多个低密度病灶。

④ 病理学检查：脑脊液、淋巴结、脑活检中查到弓形体滋养体。

3. 治疗要点及处方须知

（1）一般治疗　监测生命体征及瞳孔变化，加强安全防护，营养支持，维持水电解质平衡。

（2）病原治疗　复方磺胺甲噁唑 3 片 tid＋克林霉素 600mg/次 q6h 或阿奇霉素 0.5g ivgtt qd，疗程＞6 周。

（3）对症治疗　并发脉络膜视神经炎者加用糖皮质激素；有脑水肿、颅内高压表现者应以甘露醇脱水治疗；有癫痫发作者，应用抗癫痫治疗，以控制发作。

（蓝霞）

第四节　血吸虫性脑膜炎

1. 概述

（1）病原学　日本血吸虫虫卵。

（2）流行病学特征　血吸虫疫区居住史，血吸虫疫水接触史。

（3）发病机制　血吸虫卵的异位损害，重度感染时大量虫卵泛滥，逸出门脉系统以外，沉积于脑组织引起特异性与非特异性两种不同的病理改变。

2. 诊断要点

（1）病史　居住在血吸虫疫区，有血吸虫疫水接触史。

（2）临床特征

① 症状：

a. 急性型：多在感染后 6 个月左右发病，表现为脑膜脑炎症状，发热、意识障碍、瘫痪、抽搐等。

b. 慢性型：多见于慢性早期血吸虫病患者，主要症状为癫痫发作，以局限性癫痫多见，也有患者以颅内压增高伴定位体征为主要表现。当虫卵引起脑部动脉栓塞等病变时，尚可出现突然的偏瘫和失语。此型患者多无发热。

② 体征：脑膜刺激征，腱反射亢进，锥体束征。

（3）辅助检查

① 血常规检查：WBC 多在 $(10\sim30)\times10^9/L$ 之间，嗜酸性粒细胞明显增多，占 $20\%\sim40\%$。

② 大便常规检查：粪便中可找到虫卵或孵化出毛蚴。

③ 脑脊液检查：WBC 轻度升高，以淋巴细胞为主。

④ 免疫学检查：皮内试验（IDT）、环卵沉淀试验（COPT）、间接血凝试验（IHA）、酶联免疫吸附试验（ELISA）等检查都可以应用，其中 COPT 是国内最常用的方法，有较高的敏感性和特异性。而 ELISA 为免疫学中最敏感和特异的方法，阳性率为 95%。

⑤ 影像学检查：急性型头颅 CT 平扫主要表现为脑水肿，

于脑实质内可见大小不一、程度不等的低密度灶，无强化表现。慢性型表现为局限性肉芽肿，呈等或略高密度，有占位表现，边界不清，周边水肿，增强扫描可见病灶有强化现象。

3. 治疗要点及处方须知

（1）一般治疗　监测生命体征及瞳孔变化，安全防护，维持水电解质平衡。

（2）病原治疗　吡喹酮 20mg/(kg·d) tid，疗程 7～10 天，停药 1 个月后观察，必要时可重复用。

（3）手术治疗　手术指征是大的占位性肉芽肿，有明显临床症状者可施行开颅手术切除；对脑部炎症水肿反应造成急性颅内压增高，有脑脊液循环阻塞或脑疝形成而脱水剂疗效不能持续或无效时，根据患者情况可施行一侧或双侧颞肌减压术或脑室腹腔引流术。

（4）并发症治疗　有脑水肿、颅内高压表现者应以甘露醇脱水治疗；有癫痫发作者，应用抗癫痫治疗，以控制发作。

（赵黎丽）

第五节　肺吸虫性脑膜炎

1. 概述

（1）病原学　卫氏并殖吸虫和斯氏狸殖吸虫，以卫氏并殖吸虫更为多见。

（2）流行病学特征

① 传染源：猫科、犬科动物，感染卫氏并殖吸虫的人。

② 传播途径：生食水生贝壳类、溪蟹。

③ 流行特征：人群普遍易感，流行甚广。

（3）发病机制　食用生的或未煮熟的水生贝壳类如淡水蟹后而被感染，成虫可从纵隔沿颈内动脉周围软组织上行入颅侵犯脑部，在脑中寄居的虫体破坏脑组织形成囊肿，虫体还可游走窜行，造成多处损害，形成多发性囊肿。

2. 诊断要点

（1）病史　曾饮用生溪水，食用生的或未煮熟的水生贝壳类、淡水蟹。

（2）临床特征

① 症状：畏寒、发热及头痛、呕吐、视乳头水肿等颅高压症状。病变接近脑皮质可出现癫痫、幻觉、肢体异常感觉等，病变严重甚至出现瘫痪、感觉消失、失语、偏盲、共济失调等。

② 体征：脑膜刺激征阳性。

③ 临床分型：根据症状分为急性脑膜炎型、慢性脑膜炎型、急性化脓性脑膜脑炎型、脑梗死型、癫痫型、亚急性进展性脑病型、慢性肉芽肿型（肿瘤型）和晚期非活动型（慢性脑综合征）等。

（3）辅助检查

① 血常规检查：白细胞及嗜酸性粒细胞数常增加，在急性期白细胞可达 $40 \times 10^9 / L$，嗜酸性粒细胞可高达80%。

② 脑脊液检查：脑脊液压力升高，嗜酸性粒细胞增多，蛋白含量增高，偶可检出虫卵。在组织破坏期尚可出现血性脑脊液。

③ 病原学检查：痰液、粪便镜检可见虫卵。

④ 免疫学检查：常用的有皮内试验（IDT）、酶联免疫吸附试验（ELISA）、斑点法酶联免疫吸附试验、补体结合试验等，其阳性率均可达98%左右，亦有相当的特异性，

脑脊液的补体结合试验有较特异的诊断价值。

⑤ 影像学检查：头颅脊髓 CT、MRI 及脑血管造影可发现病变。

(4) 诊断　在流行区有生食或半生食溪蟹、蝲蛄史，饮用过生溪水者，病史中曾有咳嗽、咯铁锈色痰，继之出现不明原因的头痛、呕吐、癫痫发作及瘫痪均应考虑本病可能，结合辅助检查结果予以诊断。

3. 治疗要点及处方须知

(1) 一般治疗　监测生命体征及瞳孔变化，安全防护，维持水电解质平衡。

(2) 病原治疗

① 急性和亚急性脑膜脑炎患者可用吡喹酮 25mg/(kg·d) tid 5 天；经 1 个疗程治疗后 7~15 天复查头颅 CT/MRI 及血常规了解疗效，必要时再决定是否需重复治疗 1 个疗程。

② 阿苯达唑 4mg/kg/次 bid 7 天。

(3) 手术治疗　脑型和脊髓型如有压迫症状且病变不属于萎缩性者可行手术治疗。

(4) 并发症治疗　甘露醇脱水降颅压，吸氧，保护肝肾功能。

（余燕青）

第六节　脑囊尾蚴病

1. 概述

(1) 病原学　猪囊尾蚴。

（2）流行病学特征

① 传染源：猪带绦虫病患者。

② 传播途径：进食虫卵。

a. 人因吃生的或未煮熟的含囊尾蚴的猪肉而被感染。

b. 患者的手沾染了绦虫卵，经口食入胃肠道而感染。

c. 食入被绦虫卵污染的水、蔬菜、水果等而被感染。

（3）发病机制　六钩蚴侵入组织后引起局部炎症反应，并出现结缔组织增生。在免疫反应的作用下，虫体死亡，被纤维被膜包裹，形成肉芽肿或液化为脓肿，最终形成肉芽肿，钙盐沉着形成钙化灶。囊尾蚴在生活过程中不断向宿主排泄代谢产物及释放毒素类物质，使宿主产生不同程度的损害。并引起宿主营养缺乏，影响机体的正常生长发育。

2. 诊断要点

（1）病史　进食病猪肉或未煮熟猪肉。

（2）临床特征

① 症状：癫痫发作、颅内压增高和精神障碍。

② 临床分型：

a. 癫痫型：最常见，占脑囊尾蚴病的 $60\% \sim 80\%$，也是导致患者首诊的症状之一。癫痫发作的频率和程度随抗囊虫进程而发生变化。

b. 高颅压型：高颅压型是脑囊尾蚴病各型中临床症状最严重、最复杂、治疗难度也较大的一型。

c. 精神障碍型：该型多合并癫痫发作或颅内压增高，大多因大脑半球内有密集的囊虫寄生，引起广泛脑组织破坏致后期脑皮质萎缩。起病时以精神异常为首发症状者列为该种类型，约占脑囊尾蚴病的 10% 左右。表现为记忆障碍、思维和判断力障碍、性格改变和情感障碍。

d. 亚临床型：无明显脑症状，检查时有明显脑损害表现，如 CT 或 MRI 检查脑内确有囊虫寄生，眼底可能有视盘水肿，血及脑脊液囊虫免疫试验阳性，亦可能有绦虫史。

e. 混合型：兼有两型以上的临床症状和体征。

（3）辅助检查

① 血常规检查：多数患者正常，少数患者末梢血嗜酸性粒细胞计数增加。

② 大便常规检查：可发现脱落的成虫节片，光镜下可以查到绦虫卵。

③ 脑脊液检查：脑脊液压力常增高。WBC 增多至 $(10\sim100)\times10^6/L$，以淋巴细胞和嗜酸性粒细胞为主。蛋白含量轻度或中度增高，糖含量低，氯化物含量正常或减低。

④ 免疫学检查：检测患者血或脑脊液中囊虫抗体。间接血凝试验血清＜1：128 为阴性，脑脊液＜1：8 为阴性；酶联免疫吸附试验血清＜1：64 为阴性，脑脊液＜1：8 为阴性。这两种方法有很高的敏感性和特异性，阳性率可达到 90% 左右。

⑤ 影像学检查：

a. 头颅 CT：可发现已钙化的囊虫结节，阳性率则可高达 90% 以上。

b. 头颅 MRI：早期囊尾蚴存活时在 T_1 加权像上呈低信号区，在 T_2 加权像上呈高信号区。脑室内囊虫在 MRI 图像上囊虫包囊呈低信号区，囊尾蚴的头节则表现为高信号的斑点状结节。

（4）诊断标准

a. 有局灶或弥散的脑症状和体征如头痛、癫痫发作、颅内压增高、精神症状，并排除了其他原因所造成的脑损害。

b. 脑脊液囊虫免疫学试验阳性。

c. 头部 CT、MRI 显示有典型的囊虫改变。

d. 如果仅具备上述第一项，则应具备下列三项中的两项：

Ⅰ. 病理检查证实皮下结节为猪囊尾蚴，或者眼内、肌肉内发现囊虫，或血囊虫免疫学试验阳性。

Ⅱ. 脑脊液淋巴细胞增多或蛋白含量增高，或找到嗜酸性粒细胞。

Ⅲ. 头颅 X 线平片显示多数典型的囊虫钙化影。

3. 治疗要点及处方须知

（1）抗虫治疗　应先请眼科会诊行眼底检查，若有眼囊尾蚴病需要先行手术摘除。

① 阿苯达唑：首选，18mg/(kg·d)，分 2 次口服，10 天为 1 个疗程，间隔 2～3 周后重复 1 个疗程，共 2～3 个疗程。

② 吡喹酮：60mg/(kg·d)，15～30 天为 1 个疗程。

③ 两药联合应用治疗脑囊尾蚴病，可显著提高治愈率。

（2）手术治疗

① 颞肌下减压术：并发颅内压增高危及生命或影响视力而又不能用药物控制时，根据情况可施行一侧或双侧颞肌下减压术。

② 分流术：对于脑池和蛛网膜下腔型病例出现交通性脑积水者可行三脑室或终板造瘘术和侧脑室腹腔分流术。

③ 囊虫摘除术：

a. 内镜囊虫摘除术：适合侧脑室内的多发囊虫，应用较多疗效较好。

b. 开颅囊虫摘除术：对于脑室内囊虫尤其是四脑室的

囊虫、脑实质中单发并形成占位效应的囊虫可以采用开颅摘除。摘除囊虫时尽量将其完整取出切忌使其破裂，摘除后还要反复冲洗。

（3）对症治疗

① 颅内压升高：

a. NS 100mL＋地塞米松磷酸钠注射液 10mg qd，3 ～5 天（注意护胃）。

b. 甘露醇注射液 125mL q8h。

② 过敏性休克：

a. 0.1％肾上腺素 1mg 皮下注射。

b. NS 100mL＋地塞米松磷酸钠注射液 10mg（注意护胃）。

③ 癫痫发作：可使用地西泮、异戊巴比妥钠及苯妥英钠等。

4. 预后

脑囊尾蚴病的总治愈率在 90％以上。大多数经及时治疗的患者可痊愈，但弥漫性脑囊尾蚴病伴痴呆的患者预后不良。

（彭毓棻）

第七节　脑裂头蚴病

1. 概述

（1）病原学　曼氏迭宫绦虫裂头蚴。

（2）流行病学特征

① 传染源：猫、狗、人。

② 传播途径：经皮肤或黏膜侵入（局部敷贴生蛙肉），或误食裂头蚴或原尾蚴（误食生的或未煮熟的蛙、蛇、剑水蚤）。

（3）发病机制　裂头蚴由腹腔穿透膈肌，沿颈内动脉上行进入颅内，在脑组织内寄生造成病变。

2. 诊断要点

（1）病史　局部敷贴生蛙肉，误食生的或未煮熟的蛙、蛇、剑水蚤。

（2）临床特征　癫痫样发作，阵发性头痛、昏迷、喷射状呕吐、抽搐、瘫痪等。

（3）辅助检查

① 血常规检查：多数患者正常，少数患者末梢血嗜酸性粒细胞计数增加。

② 脑脊液检查：脑脊液压力常增高。白细胞增多至 $(10 \sim 100) \times 10^6/L$，以淋巴细胞和嗜酸性粒细胞为主。蛋白含量轻中度增高，糖含量低，氯化物含量正常或减低。

③ 免疫学检查：血或脑脊液中裂头蚴抗原、抗体阳性。

④ 影像学检查：

a. 头颅 CT：白质区不规则、不均匀低密度灶。

b. 头颅 MRI：早期存活时在 T_1 加权像上呈低信号区，在 T_2 加权像上呈高信号区，能分辨头节的死活，具有检验疗效的作用。

⑤ 病理学检查：局部找到虫体。

3. 治疗要点及处方须知

（1）手术治疗　首选，务必将虫体尤其头部取尽，才可根治；用 40% 酒精和 2% 普鲁卡因 $2 \sim 4mL$ 局部注射杀虫。

（2）抗虫治疗　对难以手术治疗或术后的脑裂头蚴病可口服药物治疗。

① 吡喹酮 20mg/(kg·d) tid，10 天为 1 个疗程，3～4 个疗程（应先请眼科会诊行眼底检查，若有眼裂头蚴病需要行手术摘除）。

② 阿苯达唑 18mg/(kg·d) bid，10 天为 1 个疗程，间隔 3 周，2～3 个疗程。

（3）对症支持治疗

① NS 100mL＋地塞米松磷酸钠注射液 10mg qd，3～5 天（注意护胃）。

② 甘露醇注射液 125mL q8h。

（杨治芳）

第八节　旋毛虫性脑膜炎

1. 概述

（1）病原学　旋毛虫。

（2）流行病学特征　流行于哺乳动物间，人因食用含旋毛虫包囊的猪肉感染。

（3）发病机制　幼虫移行期，旋毛虫幼虫重度感染者中枢神经系统被累及时引起非化脓性脑膜脑炎和颅内压升高。

2. 诊断要点

（1）病史　病前（1～40 天）摄食未煮熟的肉类史。

（2）临床特征

① 症状：发热、头痛、呕吐、皮疹、全身肌肉疼痛，重症者常有癫痫发作，甚至意识不清或昏迷，伴有持续性高热、荨麻疹或斑丘疹等异性蛋白反应症状。

② 体征：相应的局灶性脑损害体征。

（3）辅助检查

① 血常规检查：白细胞计数及嗜酸性粒细胞升高。

② 脑脊液检查：WBC 升高，以嗜酸性粒细胞升高为主，偶可查得幼虫。

③ 免疫学检查：血清和脑脊液免疫学检查可呈阳性。

3. 治疗要点及处方须知

（1）一般治疗　监测生命体征及瞳孔变化，安全防护，维持水、电解质平衡。

（2）病原治疗　阿苯达唑 20mg/（kg·d）bid，7 天为 1 个疗程。必要时隔 2 周可重复 1 个疗程。

（3）对症支持治疗

① NS 100mL＋地塞米松磷酸钠注射液 10mg qd，3～5 天（注意护胃）。

② 甘露醇注射液 125mL q8h。

（廖君）

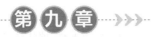

第九章

抗感染药物在中枢神经
系统感染中的临床应用

第一节　抗病毒药物

一、抗 DNA 病毒药

1. 阿糖腺苷

（1）适应证　用于治疗疱疹病毒及巨细胞病毒感染所致脑炎。

（2）用法用量

① 成人：肌内注射或静脉滴注，一次 5～10mg/kg，每天 1 次。

② 儿童、老人以及肝、肾功能不全者慎用。

（3）注意事项

① 如注射部位疼痛，必要时可加盐酸利多卡因注射液解除疼痛症状。

② 静脉滴注液即配即用，配得的注射液不可冷藏，以免析出结晶。

③ 不可静脉推注或快速滴注。

④ 用药期间注意水、电解质平衡。

2. 阿昔洛韦

（1）适应证　单纯疱疹病毒（HSV）、水痘-带状疱疹病毒（VZV）感染所致脑炎。

（2）用法用量　常规用量（肾功能不全时注意调整剂量）如下。

① 单纯疱疹：

a. 成人：静脉滴注，一次 10mg/kg，每 8h 1 次，连用 10 天。最大日剂量为 30mg/kg 或 $1.5g/m^2$。

b. 儿童：静脉滴注，一次 10mg/kg，每 8h 1 次，连用 10 天。最大日剂量为每 8h $500mg/m^2$。

② 水痘：静脉滴注，一次 10mg/kg 或 $500mg/m^2$，每 8h 1 次，连用 10 天。最大剂量为每 8h $500 mg/m^2$。

（3）注意事项

① 对更昔洛韦过敏者，也可能对本药过敏。

② 本药对 HSV 的潜伏感染和复发无明显效果，不能根除病毒。

③ 严重免疫功能缺陷者长期或多次使用本药后可能引起 HSV 和 VZV 对本药耐药。如单纯疱疹患者使用后未见皮肤损害改善，应测试 HSV 对本药的敏感性。

④ 用药期间补足水，以防药物在肾小管内沉积。

3. 更昔洛韦

（1）适应证　单纯疱疹病毒（HSV）、巨细胞病毒（CMV）感染所致脑炎。

（2）用法用量　静脉滴注，初始剂量为一次 5mg/kg，每 12h 1 次，连用 14～21 天。维持剂量为一次 5mg/kg，一天 1 次，一周 7 天；或一次 6mg/kg，一天 1 次，一周 5 天。

（3）注意事项

① 育龄女性用药期间应采取有效的避孕措施，男性在用药期间和用药后至少 90 天内应避孕。

② 本药不能治愈 CMV 感染，故用于艾滋病患者合并 CMV 感染时需长期维持用药，防止复发。

③ 肾功能不全者应密切监测血清肌酐、肌酐清除率，血液透析患者剂量不可超过一次 1.25mg/kg，一周 3 次。因血液透析可减少约 50% 的血药浓度，本药需在血液透析完成后短时间内给药。

④ 用药期间应定期监测全血细胞计数，如出现中性粒细胞减少、贫血、血小板减少、出血、感染，必要时需调整剂量或停药。而严重中性粒细胞减少（中性粒细胞绝对计数 ANC$<$500/μL）、严重血小板减少（血小板计数$<$25000/μL）患者禁忌使用本药。

（4）HIV 阳性的 CMV 视网膜炎患者在用药期间和用药后可能持续经历视网膜炎的发展过程，用药期间至少每 4～6 周进行一次眼科随访检查。

（温金华）

二、抗 RNA 病毒药

利巴韦林

（1）适应证　用于 RNA 病毒感染所致脑炎。

（2）用法用量

① 成人：静脉滴注，一次 250～500mg，一天 2 次，每次静脉滴注 20min 以上。

② 儿童：静脉滴注，一次 10～15mg/kg，分 2 次给药，

每次静脉滴注 20min 以上。

（3）注意事项

① 应尽早用药。

② 如出现心脏病恶化症状，应立即停药，并给予相应治疗。

（周颖）

第二节　抗菌药物

一、青霉素类药物

1. 青霉素 G

（1）适应证

① 首选用于敏感菌或敏感病原体所致的下列感染：

a. 肺炎链球菌感染脑膜炎等。

b. 不产青霉素酶的葡萄球菌感染。

c. 梭状芽孢杆菌感染，如破伤风、气性坏疽。

d. 炭疽、白喉、回归热、梅毒、钩端螺旋体病。

② 用于治疗流行性脑脊髓膜炎、放线菌病、淋病、奋森咽峡炎、莱姆病、鼠咬热、李斯特菌感染和除脆弱拟杆菌外的多种厌氧菌感染。

（2）用法用量

① 成人：静脉滴注，一天 200 万～2000 万 U，分 2～4 次给药。

② 儿童：

a. 小儿：静脉滴注，一天 5 万～20 万 U/kg，分 2～4

次给药。

b. 新生儿（足月产）：静脉滴注，一次 5 万 U/kg。7 日龄内，每 12h 1 次；7 日龄以上，每 8h 1 次；严重感染者，每 6h 1 次。

c. 早产儿：一次 3 万 U/kg。7 日龄内，每 12h 1 次；2～4 周龄，每 8h 1 次；4 周龄以上，每 6h 1 次。

（3）注意事项

① 对青霉素 G 或青霉素类抗菌药物过敏者禁用本品。

② 无论采用何种给药途径，用青霉素类抗菌药物前必须详细询问患者有无青霉素类药物过敏史、其他药物过敏史及过敏性疾病史，并须先做青霉素皮肤试验，阳性反应者禁用。

③ 老年人肾功能呈轻度减退，本品主要经肾脏排出，故治疗老年患者感染时宜适当减量应用。

2. 美洛西林

（1）适应证　用于敏感菌所致的化脓性脑膜炎。

（2）用法用量

① 成人：静脉注射，一天 2～6g，严重感染可增至一天 8～12g，最大日剂量为 15g，分次给药，每 6～8h 1 次。

② 儿童：静脉注射，一天 100～200mg/kg，严重感染可增至一天 300mg/kg，分次给药，严重者每 4～6h 1 次。

（3）注意事项

① 对青霉素类抗菌药物过敏者，禁用本品。

② 无论采用何种给药途径，用青霉素类抗菌药物前必须详细询问患者有无青霉素类药物过敏史、其他药物过敏史及过敏性疾病史，并须先做青霉素皮肤试验，阳性反应者禁用。

③ 大剂量使用本药时应定期检测血清钠。

（刘婧）

二、头孢菌素类药物

1. 头孢曲松

（1）适应证　适用于敏感致病菌引起的脑膜炎。

（2）用法用量

① 成人及 12 岁以上儿童：1～2g qd。危重病例或由中度敏感菌引起之感染，剂量可增至 4g qd。

② 12 岁以下儿童：新生儿（14 天以下）每天剂量为 20～50mg/kg，不超过 50mg/kg；新生儿、婴儿及儿童（15 天至 12 岁）每天剂量为 20～80mg/kg。

（3）注意事项

① 有黄疸的新生儿或有黄疸严重倾向的新生儿应慎用或避免使用本品。

② 新生儿的静脉给药的输液时间应当超过 60min。

③ 无论何种患者，头孢曲松均不得与含钙溶液混合或同时使用。

2. 头孢他啶

（1）适应证　用于敏感菌所致的中枢神经系统感染（包括脑膜炎）。

（2）用法用量

① 成人：头孢他啶的静脉或肌内注射给药量，一次 0.5～2g，一天 2～3 次。

② 2 个月以上的儿童：通常剂量范围是 30～100mg/（kg·d），应分成 2 次或 3 次静脉或肌内注射给药。对免疫

缺陷的感染症或囊纤维化儿童或脑膜炎儿童，给药剂量可高达 150mg/(kg·d)（最高 6g/d），分 3 次给药。

③ 新生儿和 2 个月的婴儿：日剂量 35～60mg/kg 分成 2 次静脉或肌内注射给药。

（3）注意事项

① 头孢他啶主要经肾脏排泄，肾功能减退者应用时需根据肾功能损害程度减量，以避免因升高的抗生素水平带来的神经系统症状。

② 高剂量头孢他啶与氨基糖苷类抗生素等对肾脏有毒性的药物或呋塞米等强利尿药合用时需特别注意。

3. 拉氧头孢

（1）适应证　用于敏感菌引起的脑膜炎。

（2）用法用量

① 成人：一天 1～2g，分 2 次；难治性脑膜炎或严重感染时，成人增加至一天 4g。

② 儿童：一天 40～80mg/kg，分 2～4 次；严重者可增加至一天 150mg/kg，分 2～4 次给药。

（3）注意事项

① 老年患者宜酌减给药剂量和延长给药间隔。老年患者生理功能减退，使用本品不良反应的发生率可能增加。

② 老年患者缺乏维生素 K，使用本品可增加出血倾向。

③ 与抗凝血药物如肝素等以及血小板凝集药物如阿司匹林等合用时可增加出血倾向。

（刘立立）

三、喹诺酮类药物

1. 莫西沙星

（1）适应证　用于敏感菌引起的中枢神经系统感染。

（2）用法用量　口服给药，一次 0.4g，一天 1 次。静脉滴注，一次 0.4g，一天 1 次，本品的输液时间应为 90min。

（3）注意事项

① 本品禁用于妊娠期妇女、哺乳期妇女及 18 岁以下儿童。

② 使用本药的患者应避免过度暴露于紫外光或日光。

③ 本药可引起中枢神经系统不良反应和视力异常，故可损害患者驾驶或操作机械的能力。

④ 重度肝功能损害者（Child-Pugh 分级为 C 级）或氨基转移酶高于正常值上限（ULN）5 倍患者禁用。

⑤ 应避免用于 QT 间期延长的患者、患有无法纠正的低钾血症患者及接受 Ia 类（如奎尼丁、普鲁卡因胺）或Ⅲ类（如胺碘酮、索他洛尔）抗心律失常药物治疗的患者。

⑥ 已知或疑似中枢神经系统疾病（如严重的脑动脉硬化、癫痫）或存在其他风险因素（如有发作倾向或发作阈值降低）的患者仅在利大于弊的情况下方可使用本药。

⑦ 在使用包括莫西沙星的喹诺酮类药物治疗中有可能出现肌腱炎和肌腱断裂，特别是在老年患者和使用激素治疗的患者中。一旦出现疼痛或炎症，患者需要停止服药并休息患肢。

⑧ 使用莫西沙星治疗中如患者出现严重的腹泻时，需要考虑是否为伪膜性肠炎，需立即采取相应的治疗措施。在发生了严重腹泻的患者中，禁忌使用可抑制胃肠蠕动的药物。

⑨ 重症肌无力患者、有周围神经病变的患者应慎用莫西沙星。

⑩ 氟喹诺酮类药可引起血糖紊乱，且多发生于合用口服降糖药或胰岛素的糖尿病患者，故此类患者用药期间应密切监测血糖。

2. 左氧氟沙星

(1) 适应证　用于治疗敏感菌所致的中枢神经系统感染。

(2) 用法用量　口服给药，一次 200～400mg，一天 2 次。静脉滴注：一次 200mg，一天 2 次。

(3) 注意事项

① 妊娠期妇女禁用，18 岁以下儿童用药的安全性尚不明确，不宜使用（滴耳液除外）。

② 使用本药时应避免过度暴露于阳光。

③ 本药可延长 QT 间期，使用 Ⅰa 类（如奎尼丁、普鲁卡因胺）或 Ⅲ 类（如胺碘酮、索他洛尔）抗心律失常药的患者应避免使用本药。

④ 有重症肌无力病史患者、肌腱疾病病史患者、曾发生肌腱炎或肌腱断裂的患者、已知或疑似中枢神经系统疾病或周围神经病变病史的患者应谨慎使用。

⑤ 肝功能减退可减少本药的清除，使血药浓度升高，肝、肾功能均减退者尤为明显，此类患者用药应权衡利弊。

⑥ 大剂量使用本药或尿 pH 值在 7 以上时可导致结晶尿。为避免出现结晶尿，宜多饮水，保持 24h 排尿量在 1200mL 以上。

（赖敏芳）

四、碳青霉烯类药物

美罗培南

（1）适应证　用于治疗敏感菌所致的脑膜炎。

（2）用法用量

① 成人：静脉滴注，一次 2g，每 8h 1 次。

② 儿童：静脉滴注，每 8h 40mg/kg 给药。

（3）注意事项

① 对青霉素类或头孢菌素类过敏者，对本药也可能过敏，用药前应详细询问患者有无 β-内酰胺抗生素过敏史。

② 有癫痫病史或中枢神经系统功能障碍的患者，发生惊厥、意识水平下降等中枢神经系统症状的可能性增加。

③ 使用本药前未能确定细菌敏感性时，应在给药开始后第 3 天确定其对本药是否敏感，从而判断使用本药是否合适。若使用本药数日内病情未见好转，应采取改用其他药物等适当措施。

④ 定期监测肝功能，对有肝脏疾病的患者，应注意监测转氨酶和胆红素水平。

（孙晓春）

五、氨基糖苷类药物

硫酸阿米卡星

（1）适应证　用于治疗敏感菌所致的脑膜炎。

（2）用法用量

① 成人：每 12h 7.5mg/kg，或每 24h 15mg/kg。日剂量不得超过 1.5g。

② 儿童：首剂 10mg/kg，随后每 12h 7.5mg/kg，或每 24h 15mg/kg。

（3）注意事项

① 用药时应补充足够的液体，以减少肾小管损害。

② 对一种氨基糖苷类药过敏者可能对其他氨基糖苷类药也过敏。

③ 用药前后及用药时应当检查听力（尤其是高频听力）或听电图（对老年患者更重要）；定期检测尿常规和肾功能，一旦出现毒性反应，调整剂量或停药。

④ 温度刺激试验，用以检测前庭毒性。

⑤ 本药可引起神经肌肉阻滞和呼吸阻滞，如发生可用钙盐逆转，必要时采用机械通气。

⑥ 治疗中有条件时应监测血药浓度，尤其新生儿、老年和肾功能减退患者。每 12h 给药 7.5mg/kg 者血药峰浓度应维持在 $15 \sim 30 \mu g/mL$，谷浓度应维持在 $5 \sim 10 \mu g/mL$；一天 1 次给药 15mg/kg 者血药峰浓度应维持在 $56 \sim 64 \mu g/mL$，谷浓度应小于 $1 \mu g/mL$。不能测定血药浓度应根据肌酐清除率调整剂量。

（杨旭丽）

六、氯霉素类药物

氯霉素

（1）适应证

① 用于耐氨苄西林的 B 型流感嗜血杆菌脑膜炎或对青霉素过敏者的肺炎链球菌脑膜炎、脑膜炎球菌性脑膜炎、敏感的革兰氏阴性杆菌脑膜炎。

② 脑脓肿，尤其是耳源性脑脓肿，常为需氧菌和厌氧菌混合感染。

（2）用法用量

① 成人：1.5～3g/d，分 3～4 次给药。

② 儿童：25～50mg/(kg·d)，分 3～4 次给药。

③ 新生儿：不超过 25mg/(kg·d)，分 4 次给药。

（3）注意事项

① 由于可能发生不可逆性骨髓抑制，故应避免重复疗程使用本药。

② 局部长疗程、反复使用本药，也可有一定吸收，偶可发生血液系统毒性反应。

③ 用药中应定期检查血常规，监测白细胞、粒细胞变化。长期用药者还需检查网织红细胞计数。必要时应作骨髓检查，以及时发现与剂量有关的可逆性骨髓抑制，血常规检查不能预测通常在治疗完成后发生的再生障碍性贫血。

④ 定期监测肝、肾功能。肝、肾功能损害患者必须使用时需减量应用并进行血药浓度监测，使其峰浓度在 25mg/L 以下，谷浓度在 5mg/L 以下。

⑤ 采用硫酸铜法测定尿糖时，可呈假阳性。

（伍姗姗）

七、硝基咪唑类药物

奥硝唑

（1）适应证　用于治疗敏感厌氧菌所致的脑膜炎、脑脓肿。

（2）用法用量　首剂静脉滴注 0.5～1.0g，然后每 12h 0.5g，共 3～6 天。儿童剂量按每天 20～30mg/kg 静脉滴注。

（3）注意事项

① 建议妊娠（特别是妊娠头 3 个月）及哺乳期妇女不宜使用左奥硝唑。对已过了头 3 个月妊娠期的孕妇使用本品，医生必须慎重考虑使用本品对孕妇的治疗作用以及对胎儿可能造成的不良影响。

② 本品目前尚缺乏儿童使用本品的安全性数据。基于儿童慎用奥硝唑，因此，建议 3 岁以下儿童慎用左奥硝唑。体重低于 6kg 的儿童慎用。

③ 肝损伤患者每次用药剂量与正常用量相同，但用药间隔时间要加倍，以免药物蓄积。

④ 使用过程中，如有异常神经症状反应即停药，并进一步观察治疗。

（熊欣）

八、磺胺类药物

复方磺胺甲噁唑

（1）适应证

① 大肠埃希菌、克雷伯菌属、肠杆菌属、奇异变形杆菌、普通变形杆菌和摩根菌属敏感菌株所致的尿路感染。

② 肺炎链球菌或流感嗜血杆菌所致的 2 岁以上小儿急性中耳炎。

③ 肺炎链球菌或流感嗜血杆菌所致的成人慢性支气管炎急性发作。

④ 由福氏或宋氏志贺菌敏感菌株所致的肠道感染、志贺菌感染。

⑤ 治疗肺孢子虫病，本品系首选。

⑥ 肺孢子虫病的预防，可用于已有肺孢子虫病至少一次发作史的患者，或 HIV 成人感染者，其 CD4$^+$ 淋巴细胞计数≤200/mm^3 或少于总淋巴细胞数的 20%。

⑦ 由肠产毒性大肠埃希菌(ETEC)所致的旅游者腹泻。

（2）用法用量

① 细菌感染：口服给药，一次 800mg/160mg［磺胺甲噁唑(SMZ)/甲氧苄啶(TMP)］，每 12h 1 次。肌内注射，一次 400mg/80mg（SMZ/TMP），一天 1~2 次。

② 肺孢子虫病：口服给药，一次用药含 SMZ 18.75~25mg/kg、TMP 3.75~5mg/kg，每 6h 1 次。

③ 预防肺孢子虫病：口服给药，初次给予 800mg/160mg（SMZ/TMP），一天 2 次；继以相同剂量一天 1 次，或一周 3 次。

（3）注意事项

① 孕妇、哺乳期及 2 个月以下婴儿禁用。

② 对呋塞米、砜类、噻嗪类利尿药、磺脲类、碳酸酐酶抑制药呈现过敏的患者，对磺胺药亦可过敏，对 SMZ 和 TMP 过敏者禁用。

③ 由于本品阻止叶酸的代谢，加重巨幼细胞贫血患者叶酸盐的缺乏，所以该病患者禁用本品。

④ 重度肝、肾功能损害者禁用本品。

⑤ 因本药不易清除细菌，故不宜用于中耳炎的预防或长程治疗以及治疗 A 族溶血性链球菌扁桃体炎和咽炎。

⑥ 用药期间应多饮水，保持高尿流量。长疗程、大剂量使用本药的患者，宜同服碳酸氢钠并多饮水，以防出现结晶尿、血尿和管型尿。

⑦ 本药可抑制大肠埃希菌的生长，妨碍 B 族维生素在肠内的合成，用药超过 1 周以上者，应同时给予维生素 B 以

预防其缺乏；使用本药对维生素 K 的需求量亦增加。

（程静）

九、糖肽类药物

万古霉素

（1）适应证　本品适用于耐甲氧西林金黄色葡萄球菌及其他细菌所致的脑膜炎。

（2）用法用量

① 通常用盐酸万古霉素每天 2g（效价），可分为每 6h 500mg 或每 12h 1g，每次静脉滴注在 60min 以上，可根据年龄、体重、症状适量增减。老年人每 12h 500mg 或每 24h 1g，每次静脉滴注在 60min 以上。儿童、婴儿每天 40mg/kg，分 2~4 次静脉滴注，每次静脉滴注在 60min 以上。新生儿每次给药量 10~15mg/kg，出生 1 周内的新生儿每 12h 给药一次，出生 1 周至 1 个月新生儿每 8h 给药一次，每次静脉滴注在 60min 以上。

② 配制方法为在含有本品 0.5g 的小瓶中加入 10mL 注射用水溶解，再以至少 100mL 的 0.9％氯化钠溶液或 5％葡萄糖注射液稀释，静脉滴注时间在 60min 以上。

（3）注意事项

① 基本注意事项：

a. 本品对耐甲氧西林金黄色葡萄球菌所致的感染明确有效，但对葡萄球菌肠炎非口服用药，其有效性尚未明确。

b. 用药期间希望能监测血药浓度。

② 有关用法和用量：

a. 快速推注或短时内静脉滴注本药可使组胺释放而出

现红人综合征（面部、颈、躯干红斑性充血、瘙痒等）、低血压等不良反应，所以每次静脉滴注应在60min以上。

b.肾功能损害及老年患者应调节用药量和用药间隔，监测血中药物浓度慎重给药。

c.为防止使用本药后产生耐药菌，原则上应明确细菌的敏感性，治疗时应在必要的最小期间内用药。

③配药：目前已明确本品与下列注射剂混合使用引起药物变化，所以不能混注。与氨茶碱、5-氟尿嘧啶混合后可引起外观改变，时间延长药物效价可显著降低。

④给药：

a.因可引起血栓性静脉炎，所以应十分注意药液的浓度和静脉滴注的速度，再次静脉滴注时应更换静脉滴注部位。

b.药液渗漏于血管外可引起坏死，所以在给药时应慎重，不要渗漏于血管外。

⑤给药途径：肌内注射可伴有疼痛，所以不能肌内注射。

⑥其他注意事项：国外有快速静脉滴注本药引起心跳停止的报道。

（严剑）

第三节 抗结核药物

1. 异烟肼

（1）适应证 结核分枝杆菌及其他分枝杆菌感染所致的

中枢神经系统感染。

（2）用法用量

① 口服给药：

a. 成人：顿服，5mg/（kg·d），最高 0.3g/d。

b. 儿童：顿服，30mg/（kg·d），最高 0.5g/d。

② 静脉注射：

a. 成人：10～15mg/（kg·d），最高 0.9g/d。

b. 儿童：10～15mg/（kg·d），总剂量不超过 0.3g/d。

（3）注意事项

① 精神病、癫痫、肝功能损害、严重肾功能损害及慢乙酰化患者应慎用本品或剂量酌减。

② 本药用于结核病采取联合用药，以防止耐药性。

③ 如出现手脚发麻、头晕等症状，可服用维生素 B_6 或维生素 B_1，若重度者或有呕血现象，应立即停药。成人每天同时口服维生素 B_6 50～100mg 有助于防止或减轻周围神经炎及维生素 B_6 缺乏症状。

④ 用药前、疗程中应定期检查肝功能，包括血清胆红素、AST、ALT，如出现肝毒性症状及体征立即停药，再用时应从最小剂量开始，逐渐增加剂量。

⑤ 对乙硫异烟胺、吡嗪酰胺、烟酸或其他化学结构有关药物存在交叉过敏。

⑥ 用硫酸铜法进行尿糖测定可呈假阳性，但不影响酶法测定结果。

⑦ 如治疗过程中出现神经炎症状，应立即进行眼部检查并定期复查。

⑧ 新生儿及 50 岁以上患者用药时应密切观察不良反应。

2. 利福平

（1）适应证　结核分枝杆菌及其他分枝杆菌感染所致的中枢神经系统感染。

（2）用法用量

① 成人：一天 450～600mg，空腹顿服，最大日剂量为 1200mg。

② 儿童：1 个月以上儿童，一天 10～20mg/kg，空腹顿服，最大日剂量为 600mg。新生儿，一次 5mg/kg，一天2 次。

（3）注意事项

① 本药不适用于脑膜炎球菌感染的治疗。

② 间歇使用本药治疗时宜每周 3 次以上，以免发生免疫反应。

③ 本药单独用于治疗结核病或其他细菌性感染时可能迅速产生耐药性，故本药须与其他药物合用。治疗可能需持续 6 个月至 2 年，甚至数年。

④ 本药静脉滴注仅用于住院患者，尤其适用于不耐受口服药物治疗者。

⑤ 本药可能引起白细胞和血小板减少，并导致齿龈出血和感染、伤口愈合延迟等。此时应避免拔牙等手术，并注意口腔卫生，刷牙及剔牙均需谨慎，直至血常规恢复正常。

⑥ 本药可能导致肝功能不全，治疗初期 2～3 个月应密切监测肝功能及定期检查周围血常规。一旦出现肝功能损害，应立即停药。有维生素 K 缺乏风险，应定期做凝血试验。

⑦ 服药后，大小便、唾液、痰液、泪液等可呈橘红色。

⑧ 本药可引起直接抗球蛋白试验阳性；可干扰血清叶

酸浓度测定和血清维生素 B_{12} 浓度测定结果；可使磺溴酞试验滞留出现假阳性。

⑨ 本药与异烟肼合用可导致维生素 D 代谢改变。

3. 乙胺丁醇

（1）适应证　结核分枝杆菌及其他分枝杆菌感染所致的中枢神经系统感染。

（2）用法用量

① 成人：口服，一次 15mg/kg，一天 1 次。

② 13 岁以上儿童：结核初治与复治均同成人剂量。

（3）注意事项

① 本药为二线抗结核药，可用于经其他抗结核药物治疗无效的患者。因单用本药时迅速产生耐药性，故常与其他抗结核药联用，以增强疗效并延缓细菌耐药性的产生。

② 治疗中一旦出现视觉障碍应视情况减量或停药，发生视神经炎时需立即停药，并予大剂量维生素 B 治疗。

③ 治疗过程中应检查视野、视力、红绿鉴别力等，尤其是疗程长、一天剂量超过 15mg/kg 的患者。

④ 本药可使血清尿酸浓度升高，引起痛风发作，应在治疗过程中定期监测血清尿酸。

⑤ 用药期间定期监测肝功能、肾功能及造血功能。

4. 吡嗪酰胺

（1）适应证　与其他抗结核药联用用于治疗结核性脑膜炎。

（2）用法用量　与其他抗结核药物联用，一天 15～30mg/kg，顿服，最大日剂量为 2g。

（3）注意事项

① 对异烟肼、烟酸或其他与本药化学结构相似药物过

敏者，对本药也可能过敏。

② 本药可与硝基铁氰化钠作用变为红棕色，影响尿酮测定结果。

③ 本药可使血清尿酸浓度升高，引起痛风发作，应在治疗过程中定期监测血清尿酸。

（黎国庆）

第四节　抗真菌药物

1. 两性霉素 B

（1）适应证　隐球菌及其他真菌引起的脑膜炎。

（2）抗菌谱　对新型隐球菌、皮炎芽生菌、组织胞浆菌、球孢子菌属、孢子丝菌属、念珠菌属等抗菌活性好；对赛多孢子菌、葡萄牙念珠菌和土曲霉无活性。

（3）用法用量

① 静脉用药：开始静脉滴注时先试以 1～5mg 或按体重一次 0.02～0.1mg/kg 给药，以后根据患者耐受情况每天或隔日增加 5mg，当增至一次 0.6～0.7mg/kg 时即可暂停增加剂量，此为一般治疗量。成人最高一日剂量不超过 1mg/kg，每天或隔 1～2 天给药 1 次，累积总量 1.5～3.0g，疗程 1～3 个月，也可长至 6 个月，视病情及疾病种类而定。对敏感真菌感染宜采用较小剂量，即成人一次 20～30mg，疗程仍宜长。

② 鞘内给药：首次 0.05～0.1mg，以后渐增至每次 0.5mg，最大量一次不超过 1mg，每周给药 2～3 次，总量 15mg 左右。鞘内给药时宜与小剂量地塞米松或琥珀酸氢化

可的松同时给予，并需用脑脊液反复稀释药液，边稀释边缓慢注入以减少不良反应。

（4）注意事项

① 两性霉素 B 必须使用无电解质的 5% 葡萄糖配制成 0.1mg/mL 的溶液。宜缓慢避光滴注，每次滴注时间至少 6h。

② 治疗期间定期严密随访血、尿常规，肝、肾功能，血钾，心电图等，如血尿素氮或血肌酐明显升高时，则需减量或暂停治疗，直至肾功能恢复。当治疗累积剂量大于 4g 时可引起不可逆性肾功能损害。

③ 治疗如中断 7 天以上者，需重新自小剂量（0.25mg/kg）开始逐渐增加至所需量。

2. 两性霉素 B 脂质体

（1）适应证　同两性霉素 B。

（2）抗菌谱　同两性霉素 B。

（3）用法用量　起始剂量 0.1mg/(kg·d)，第 2 天开始剂量增加至 0.25～0.50mg/(kg·d)，剂量逐日递增至 1～3mg/(kg·d)。中枢系统感染，最大剂量 1mg/kg。

（4）注意事项　总体上毒性低于两性霉素 B。但急性输液反应常见（发生率 20%～40%），多在输注后 5min 内出现，包括胸痛、气短和低氧血症或严重的腹部、腰肋部及腿痛。使用抗组胺药或暂停输液均能缓解，其机制可能是脂质体激活补体的结果。

3. 氟康唑

（1）适应证　隐球菌及其他真菌引起的脑膜炎。

（2）抗菌谱　隐球菌、皮炎芽生菌、粗球孢子菌、荚膜组织胞浆菌、巴西芽生菌、侵袭性念珠菌（包括白念珠菌、近平滑念珠菌、热带念珠菌）；但对光滑念珠菌的敏感范围较宽，而克柔念珠菌对氟康唑耐药。

（3）用法用量　口服，负荷剂量第 1 天 800mg，维持剂量每天 400mg。

（4）注意事项

① 接受氟康唑治疗的患者禁止同时服用可延长 QT 间期和经过 CYP3A4 酶代谢的药物，如西沙必利、阿司咪唑、匹莫齐特、红霉素、奎尼丁。

② 氟康唑使用过程中肝功能异常的患者，应密切监测患者有无更严重肝损害发生。

③ 肾功能不全患者应慎用氟康唑。当肌酐清除率≤50mL/min 时，按推荐剂量的 50％给药。

4. 氟胞嘧啶

（1）适应证　隐球菌及念珠菌引起的脑膜炎。

（2）用法用量　$1.0 \sim 1.5g$（$2 \sim 3$ 片）po qid。

（3）注意事项

① 血液系统不良反应较常见，表现为血细胞及血小板减少等不良反应，应定期监测血象。

② 单用抗菌活性较弱且易耐药，一般与两性霉素 B 联合使用。

（端翔）

第五节　抗寄生虫药物

1. 氯喹

（1）适应证　用于治疗对氯喹敏感的恶性疟、间日疟及三日疟。

（2）用法用量

① 成人：口服首剂 1g，第 2、3 天各 0.75g。

② 小儿：口服首次剂量 10mg/kg（以氯喹计算，以下同），最大量不超过 600mg，6h 后 5mg/kg 再服 1 次，第 2、3 天每天 5mg/kg 给药。

（3）注意事项

① 肝肾功能不全、心脏病、重型多形红斑、血卟啉病、银屑病及精神病患者慎用。

② 本品可引起胎儿脑积水、四肢畸形及耳聋，故孕妇禁用。

③ 耐氯喹者效果不佳。

2. 伯氨喹

（1）适应证　主要用于根治间日疟和控制疟疾传播。

（2）用法用量

① 成人：口服，按伯氨喹计，根治间日疟每天 3 片，连服 7 天。用于杀灭恶性疟配子体时，每天 2 片，连服 3 天。

② 小儿：口服，按伯氨喹计，根治间日疟每日 0.39mg/kg，连服 14 天。用于杀灭恶性疟配子体时，剂量相同，连服 3 天。

（3）注意事项

① 仔细询问有无蚕豆病及其他溶血性贫血的病史及家族史，有无葡萄糖-6-磷酸脱氢酶缺乏及烟酰胺腺嘌呤二核苷酸还原酶（NADH）缺乏等病史。

② 肝、肾、血液系统疾病，急性细菌和病毒感染及糖尿病患者慎用。

③ 应定期检查红细胞计数及血红蛋白量。

④ 哺乳期妇女慎用。

3. 青蒿素

（1）适应证

① 用于间日疟、恶性疟等各型疟疾，对耐氯喹、哌喹等抗药性疟疾有较好的疗效。

② 可用于抢救凶险型恶性疟（如脑型、黄疸型等）。

（2）用法用量

① 成人：

a. 静脉滴注：首剂 1000mg，6～8h 后再服 500mg，第 2、3 天各服 500mg，疗程 3 天，总量为 2500mg。

b. 肌内注射：首剂 200mg，6～8h 后再予 100mg，第 2、3 天各注射 100mg，总剂量 500mg。或连用 3 天，一天 300mg，总量 900mg。

② 儿童：总量 15mg/kg，3 天内用完。

（3）注意事项

① 禁忌证：对本药过敏者。

② 药物对妊娠的影响：动物试验表明，在小鼠敏感期给药，可增加吸收胎的发生，但未见致畸，且新生仔小鼠活动正常。目前尚缺乏孕妇用药的安全性资料，建议孕妇慎用本药。

③ 药物对哺乳的影响：目前缺乏哺乳期妇女用药的安全性资料，建议哺乳期妇女用药时暂停哺乳。

4. 吡喹酮

（1）适应证　适用于各种血吸虫病、华支睾吸虫病、肺吸虫病、姜片虫病以及绦虫病引起的脑膜炎或脑尾蚴病。

（2）用法用量　总剂量 120～180mg/kg，分 3～5 天服，

每日量分 2～3 次服。

（3）注意事项

① 治疗寄生于组织内的寄生虫如血吸虫、肺吸虫、囊虫等，由于虫体被杀死后释放出大量的抗原物质，可引起发热、嗜酸性粒细胞增多、皮疹等，偶可引起过敏性休克，必须注意观察。

② 脑囊虫病患者需住院治疗，并辅以防治脑水肿和降低高颅压（应用地塞米松和脱水剂）或防治癫痫持续状态的治疗措施，以防发生意外。

③ 合并眼囊虫病时，须先手术摘除虫体，而后进行药物治疗。

④ 严重心、肝、肾功能不全患者及有精神病史者慎用。

⑤ 有明显头昏、嗜睡等神经系统反应者，治疗期间与停药后 24h 内勿进行驾驶、机械操作等工作。

⑥ 在囊虫病驱除带绦虫时，需应将隐性脑囊虫病除外，以免发生意外。

⑦ 本品会加剧由血吸虫病引起的中枢神经系统病变，故此药一般不应给予曾有癫痫病史的患者和/或有潜在中枢神经系统其他症状的患者，如囊虫病皮下结节。

⑧ 接受利福平治疗而又急需寄生虫药物治疗的患者，应考虑使用其他制剂治疗。但是，如果必须用吡喹酮治疗，应在给药前停用利福平 4 周。在完成吡喹酮治疗后的 1 天，即可恢复利福平的治疗。

（江群广）

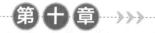

第十章

中枢神经系统感染对症及外科治疗

第一节 激素及改善脑细胞代谢药物

一、中枢神经系统感染治疗中糖皮质激素的应用

中枢神经系统感染除了需根据病原体选择合适的能通过血-脑屏障的抗菌药物治疗外，必要的辅助治疗也相当重要，如糖皮质激素的应用、降温、减轻脑水肿、防止脑膜粘连等。现将糖皮质激素（醋酸泼尼松、甲泼尼龙、地塞米松等）在结核性、化脓性、病毒性及隐球菌性脑（膜）炎中的应用中做以下分析。

1. 结核性脑(膜)炎治疗中糖皮质激素的应用

（1）适应证 糖皮质激素适用于病情较严重的患者以控制感染性反应和脑膜粘连，使中毒症状及脑膜刺激症状迅速消失，降低颅压及减轻和防止脑积水的发生，与抗结核杆菌药物的有效治疗起协同作用。如患者已确诊患有脑膜脑炎型（晚期）或已发生蛛网膜下腔梗阻以及合并结核瘤时，糖皮质激素治疗效果不明显。

（2）用法

① 持续高颅内压不能缓解时，可静脉注射地塞米松 10～20mg/d（2～4 周后根据脑脊液情况逐渐减量至口服），及腰椎穿刺放脑脊液或腰大池引流术，或者每周 2～3 次椎管内注药（缓慢放脑脊液，并在椎管内缓慢注入异烟肼 0.1g，地塞米松 3～5mg）。

② 醋酸泼尼松或甲泼尼龙 30～40mg/d，最大剂量不宜大于 45mg/d，在用药 4～6 周后逐渐减量，总使用时间 2～3 个月为宜。

（3）鞘内注药指征

① 顽固性高颅内压者。

② 脑脊液蛋白定量明显增高者。

③ 脑脊髓膜炎，有早期椎管梗塞者。

④ 较重病例，伴昏迷者。

⑤ 肝功能异常，致使部分抗结核药物停用者。

⑥ 慢性、复发或者耐药者。

（4）应用原则　必须与有效的抗结核杆菌药物同时应用，剂量和疗程要适中，对于需要应用的病例应越早用越好。若不合时宜使用糖皮质激素，则可能导致患者免疫力低下，结核杆菌经血行播散，从而导致结核性脑膜炎急性发作。

2. 化脓性脑（膜）炎治疗中糖皮质激素的应用

（1）适应证　化脓性脑膜炎治疗过程中，当细菌被杀死或溶解后，释放出的内毒素等炎症因子，可导致脑膜炎症一过性加重。肾上腺皮质激素可抑制炎症介质的合成及降低其活性，降低血管通透性，减轻脑水肿和颅高压，增加脑血流和改善脑代谢，但在临床应用中并不是所有病例均可从中获益。糖皮质激素治疗不当或治疗过晚，则可能导致白细胞减少或抑制感染性症状反应及免疫系统功能，有利于细菌蔓延、扩散，加重症状。明确为 B 型流感嗜血杆菌脑膜炎的患者主张应用肾上腺皮质激素以减轻听力损伤。当疑似化脓性脑膜炎时（尤其是如果脑脊液革兰氏染色表明革兰氏阳性双球菌或革兰氏阴性球杆菌），存在明显脑水肿、休克、怀疑有梗阻者推荐静脉使用类固醇。

（2）用法　在第一剂抗菌药物注射之前、同时或者 30min 之内使用地塞米松，剂量为 0.6mg/(kg·d)，每 6 h 1 次，分 4 次注射。如果培养出或者通过分子检查手段确诊肺炎链球菌或者 B 型流感嗜血杆菌性化脓性脑膜炎者，类固醇应该持续使用 2 天。如果 48 h 内检测出其他的致病原，类固醇应当停用。

3. 病毒性脑（膜）炎治疗中糖皮质激素的应用

（1）适应证　病毒性脑膜炎为自限性疾病，一般给予对症治疗，无需特殊处理。当病毒侵犯脑膜及脑实质时形成脑膜脑炎，有明显脑水肿，脑组织移位或高颅内压，则需要应用糖皮质激素以有效减轻脑水肿和控制体温，激素能抑制干扰素和抗体，使病毒感染难以控制和传播，还可用作膜稳定剂，降低毛细血管通透性，减少炎症反应，减轻脑水肿，降低颅内压，从而保护大脑。

（2）用法　早期可使用地塞米松，10～15mg/(kg·d)，分 1～2 次/d，静脉点滴，连续治疗 3～7 天。短期使用糖皮质激素可减轻急性感染症状，但治愈率并无提高。

4. 隐球菌性脑(膜)炎治疗中糖皮质激素的应用

（1）适应证　两性霉素 B 是首选的初级治疗药物，疗效确切。然而，由于其不良反应，无论是静脉注射还是鞘内注射两性霉素 B，都建议与糖皮质激素结合，否则患者不能耐受。地塞米松不仅降低两性霉素 B 的不良反应，还通过减少单核细胞/巨噬细胞和多形核细胞产生细胞因子来降低脑脊液的产生，对降低脑脊液中蛋白含量、减轻脑膜粘连、减少后遗症、降低死亡率有重要作用。降低颅内压因为第一阶段的治疗至少可以减少 6 周以上复发的可能性，所以患者已经使用糖皮质激素超过 6 周，导致激素依赖，在第二阶段的治疗中不应突然退出，否则患者会受到影响，诱发一系列症状，特别是颅内压增高的症状与复发症状非常相似。

（2）用法　在两性霉素 B 中同时加入地塞米松 1～5 mg 输注。两性霉素 B 鞘内注射可使脑脊液中直接达到较高的抑菌浓度，对重症病例尤为适用。应用时一般以 0.1～1mg 两性霉素 B 与地塞米松 1～2 mg 及适量脑脊液混匀后缓慢注入，每周 1～3 次。鞘内注射两性霉素 B 可能出现化学性脑膜炎、头痛加剧、腿痛、大小便困难、蛛网膜粘连、休克等较严重的不良反应。

（陈志勇）

二、改善脑细胞代谢药物的应用

1. 三磷腺苷及细胞色素 C

三磷腺苷 20～40μg 静脉注射，每天 1～2 次；细胞色素 C 具有激活心、脑、肾等主要器官组织的生理功能作用，15～30μg/d，可持续 1 周以上。

2. 辅酶 A

辅酶 A 具有促进脑细胞功能恢复的作用，50 μg/d，静脉注射。

3. 能量合剂

30％葡萄糖溶液 300 mL 加入三磷腺苷 20～40μg、胰岛素 16～24U、氯化钾 1g、维生素 B_6 100μg 静脉滴注。

4. 谷氨酸钠（钾）

谷氨酸钠（钾）能促进脑细胞代谢，有利于脑细胞的恢复，也可用胞二磷胆碱、脑蛋白水解物及甲氯芬酯等药物。

（郑增旺）

第二节 惊厥治疗

一、惊厥的发病机制及临床表现

1. 发病机制

（1）惊厥是神经细胞的异常放电现象。

（2）在中枢神经系统感染时，由于脑实质的炎性损伤造成神经细胞的变性、坏死、退化、胶质细胞增生、炎性细胞的浸润及脑组织的缺氧、充血、水肿、软化灶的形成，均能影响神经细胞的通透性，发生脑细胞的功能紊乱，从而引起神经元群的反复异常放电。

（3）注意水、电解质平衡紊乱，如低钠血症、低钙血症及低镁血症等致惊厥。

2. 临床表现

（1）轻者　仅表现为局限性抽搐，如双眼凝视、口角不自主抽动或某一肢体的抽动。

（2）重者　全身性抽搐，表现为面肌、四肢的强直性或阵挛性抽搐，头后仰，双眼球固定、上翻或斜视，意识丧失，呼吸常暂停，面色转白或发青，严重者可呈持续性发作，甚至死亡。

二、一般治疗

（1）将患者置于平卧位，头后仰偏向一侧，松解衣领，保持呼吸道通畅，清除口、鼻、咽、喉部分泌物，防止吸入、窒息。

（2）保持安静，避免呼叫、拍打、搬动等不必要的刺激，减轻发作。

（3）加强看护，防止坠床、碰击损伤，牙关紧闭者应用开口器，防止舌咬伤等。

（4）惊厥持续时间长、缺氧症状明显者，及时供氧。

三、药物治疗

1. 地西泮

地西泮作用快、作用持续时间短，是控制惊厥的首选药物。剂量为每次 $0.25\sim0.5mg/kg$（最大量 10mg），静脉注射，速度为 $1\sim2mg/min$；必要时 $15\sim20min$ 后重复一次，24h 内可重复应用 $2\sim4$ 次。应密切观察呼吸、心率和血压变化。

2. 苯巴比妥钠

苯巴比妥钠肌内注射吸收缓慢，但作用维持时间长，适用于地西泮首次控制后、频繁发作的惊厥。剂量每次 $8\sim10mg/kg$，肌内注射，必要时 4h 后重复应用一次。

3. 10%水合氯醛

10%水合氯醛每次 $0.5\sim0.6mL/kg$，胃管给药，或稀释为 5％的溶液保留灌肠。

4. 苯妥英钠

苯妥英钠适用于惊厥持续状态、地西泮治疗无效者，首次剂量 10mg/kg，溶于 0.9％氯化钠溶液，以 0.5～1.0mg/(kg·min) 的速度缓慢静脉注射，同时监测血压和心电图。如惊厥未能控制，15min 后再用 5mg/kg，必要时 15min 后再重复 5mg/kg，全天总量 25mg/kg，24h 后给予维持量 5mg/(kg·d)。

四、其他治疗

（1）降温　可用 30％～50％酒精擦浴及冰敷等。

（2）注意水、电解质紊乱　注意复查电解质，必要时加强支持治疗。

（3）必要时查血气分析了解酸碱平衡。

（4）若惊厥持续时间超过 30min，可用地塞米松对抗脑水肿的发生。

（唐光波）

第三节　脑水肿、脑积水治疗

一、脑水肿、脑积水的发病机制及临床表现

1. 发病机制

（1）缺氧性脑水肿　低氧血症引起脑血管损伤，脑血管壁通透性增加，导致血管内血浆成分外漏，细胞外液增多，形成脑水肿。

（2）细胞毒性脑水肿　由于细胞膜"钠泵"功能障碍、细胞内酸中毒等，引起脑细胞膜通透性增加，致使钠水进入细胞内。

（3）脑积水　多见于颅内感染致脑室粘连，使得脑脊液吸收障碍、循环受阻或分泌过多而致脑室系统进行性扩张或（和）蛛网膜下腔扩张。分为以下 2 种。

① 交通性：脑室与蛛网膜下腔之间无阻塞；其病因为缺氧性或围生期出血、结缔组织病（软骨发育不全）、脑膜炎、脑脊液产生过多（脉络膜丛乳头状瘤）、创伤后、继发性蛛网膜下腔出血。

② 非交通性：脑室与蛛网膜下腔之间有阻塞；其病因为先天性或获得性导水管狭窄、肿瘤或静脉畸形引起中线阻塞性肿块、后颅窝肿瘤或血肿。

2. 临床表现

（1）常见表现为头痛、呕吐、视乳头水肿、意识障碍。

（2）体征　肌张力增高及惊厥，可出现代偿性血压升高及脉搏增强，头皮静脉可见怒张。

（3）脑疝表现

① 小脑幕疝：两侧瞳孔不等大，脑疝衰竭期，两侧瞳孔均扩大，对光反射消失。

② 枕骨大孔疝：瞳孔缩小、呼吸抑制、血压先升后降。

二、一般治疗

改善脑缺氧是防治脑水肿及脑积水的重要措施。

（1）要保持呼吸道通畅，如出现低氧血症与高碳酸血症时，需采用辅助呼吸，控制性通气。

（2）必要时可进行气管切开，充分给氧，解除脑缺氧后，病情多好转，如不及时解除缺氧，其他治疗也难以发挥作用。

三、药物治疗

1. 高渗性脱水剂

由静脉输入高渗性脱水剂，可提高血浆渗透压，造成血浆和脑组织之间的渗透压差，水从脑组织移入血浆，使脑组织脱水，颅内压降低。故用于消除脑水肿。

（1）注意事项

① 高渗性脱水剂只能使血-脑屏障完整的脑组织脱水，而不能使病变的脑组织脱水，因其血-脑屏障已破坏，不能在脑及血管之间形成渗压差。

② 脑组织有渗压适应机制，适应血浆高渗压，故高渗性脱水剂只能短期或临时性应用，或用以治疗和预防脑疝，而不适用于长期治疗。

③ 高渗性脱水剂多有不同程度的反跳现象，老年循环功能不全者应慎用，以免发生肺水肿及心力衰竭。

（2）常用药物

① 20％甘露醇：用药后 20min 开始有效，2～3h 内脱水最强，维持 6h 以上。

a. 静脉滴注：250mL ivgtt，30min 左右滴完，q6/8h。如尿量小于 1500mL 时，要慎用。

b. 静脉推注：100～125mL，缓慢推注，q6/8h，以后根据病情酌减。此用法可减少水电解质失衡，预防大剂量甘露醇引起的肾损害，尤其适用于老年患者及病情较轻者。

② 甘油果糖：不良反应少、无毒性反应、很少发生反跳现象，而且有明显的营养价值，可改善脑能量代谢。10％

甘油果糖溶液 250～500mL ivgtt q6/8h，以后根据病情酌减。

2. 利尿药

呋塞米等强利尿药可抑制钠离子进入正常和损伤的脑皮质与脑脊液，降低脑脊液的形成速度，减轻脑水肿。并且通过利尿提高了血尿蛋白浓度，使血尿渗透压升高，起到了渗透性脱水的作用。

（1）优点　与甘露醇相比具有以下优点。

① 呋塞米不引起颅压升高，而且最大降颅压程度较甘露醇明显，而甘露醇在利尿初期颅压先升高，再下降，这对已有颅压增高者不利。

② 甘露醇对血浆渗透压有影响，而利尿药呋塞米对血浆渗透压影响不大。故有人认为呋塞米为理想的脱水利尿药。对已有颅压增高，血-脑屏障已有损害，有心肺疾病及电解质紊乱的患者尤为适用。

（2）用法用量

① 静脉滴注：120～125mg 加入林格溶液 500mL 中静脉滴注，1h 以上滴完，每天一次。适于抢救高颅压危象。

② 静脉缓慢推注：20～60mg，加入 50% GS 40～60mL 中，缓慢推注，每 6h 一次。注意补钾。

3. 地塞米松

（1）作用机制

① 稳定细胞膜，可通过抗 5-羟色胺作用而稳定毛细血管通透性，以利于减慢脑水肿的进程。

② 既可恢复损害脑组织的血流自动调节，减轻毛细血管外漏，又可减少脑脊液的生成，而促进脑水肿的消散。

③ 有助于重建细胞内外液钠、钾离子的正常分布，可改善脑水肿区域的脑血流，有助于神经功能的恢复。

④ 增加肾血流量，从而增加了肾小球滤过率，有利于脱水利尿。

⑤ 抑制垂体后叶分泌抗利尿激素。

⑥ 可提高机体的应激能力。

（2）作用特点

① 作用温和而持久。

② 无反跳现象。

③ 不宜单独使用，多与呋塞米及甘露醇合用。适用于重型患者和高渗性脱水剂合用抢救脑疝及全身功能低下和有休克时，对较轻者，不主张列为常规用药。

（3）常用方法　地塞米松 10～20mg iv 或稀释后 ivgtt bid；或加在甘露醇中 ivgtt，或给甘露醇 3h 后，给地塞米松，可延长脱水时间。有高颅压危象时，可大量使用。原则为早期大量给药，短期减量停药。

四、手术治疗

梗阻性脑积水导致脑积水性脑水肿，可行脑室镜下三脑室底造瘘术、脑室持续引流，或脑室腹腔分流术，减少脑脊液量，达到减压和清除脑水肿的目的。

（康秀华）

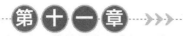

中枢神经系统感染常用检测方法及临床意义

第十一章

第一节　病毒学检测

病毒性脑（膜）炎发生率高达 20～30/100000 每年，是细菌性脑（膜）炎发生率的 3 倍。已有超过 100 种病毒可以导致人类急性病毒性脑（膜）炎。各种病毒性脑（膜）炎往往都具备相似的临床症状及实验室检查结果。90% 的病毒性脑（膜）炎患者常表现为脑脊液异常，以淋巴细胞增多、蛋白轻度升高和糖正常为多见。一直以来，病毒检测并不在临床微生物室提供的服务行列，主要由于病毒培养、电子显微镜检查及血清学检测在病毒感染诊断上存在滞后性和不准确性。近年来新兴分子诊断技术的出现改变了传统的诊断，PCR 技术可数小时内从脑脊液中检测出病毒核酸的存在，有效地提高了临床对病毒性脑（膜）炎的诊断效能。尽管如此，仍有高达 70% 的脑（膜）炎病例病因不明，如何合理应用现有检测手段提升临床对病毒性脑（膜）炎诊断是临床微生物检验面临的重要问题。

1. 病毒分离培养技术

病毒分离培养是病原学诊断的"金标准"，主要包括组织培养、鸡胚培养、动物接种培养及细胞培养等，培养后的纯病毒可用于鉴定、分型、感染特性和致病特性等研究。但因病毒为严格胞内寄生，生长缓慢或条件苛刻，导致分离培养困难、方法繁杂、需时较长，且敏感性不高，无法广泛应用于临床。

2. 显微镜检查技术

病毒显微镜检查主要包括包涵体显微镜检查、电子显微镜检查及免疫电子显微镜检查等。

3. 免疫学检测技术

（1）病毒抗原检测　　脑脊液抗原检测对病毒性脑炎的早期诊断有重要意义，目前常用的检测方法包括胶体金检测技术、酶联免疫吸附试验（ELISA）等。

（2）病毒抗体检测　　神经鞘内特定病毒抗体阳性，同样是神经系统病毒感染病原学诊断的强有力证据，但一般主要用于回顾性诊断，其临床价值不高。脑脊液中某种病毒的恢复期IgG抗体滴度较急性期有4倍以上升高，一般可以确定诊断。脑脊液中某种病毒的IgM抗体阳性，一般可以确定诊断，但是脑脊液中IgM含量少，其诊断的灵敏度低，况且需要针对不同病毒及其血清型的试剂盒，否则易漏诊。

（3）生物芯片技术　　生物芯片技术是根据抗原-抗体、受体-配体等生物分子之间可发生特异性结合的原理，将其中的一方设计为探针，并固定于微小的载体表面，通过分子间的特异性反应，检测另一方的有无、多少或者结构的改变等，目前运用较多的是抗原芯片及基因芯片。

4. 分子生物学检测技术

（1）PCR技术　是目前使用最为普遍的病毒检测方法，如PCR检测脑脊液巨细胞病毒、埃可病毒、EB病毒等，包括RT-PCR、荧光定量PCR、巢氏PCR、原位PCR等。

（2）等温扩增技术　等温扩增技术扩增速度大大加快且对仪器设备的依赖性较低，易于实现检测过程的自动化，检测结果的可信度较高。该技术主要包括环介导等温扩增（LAMP）、核酸序列扩增（NASBA）、重组酶聚合酶扩增（RPA）、链置换扩增（SDA）等，在脑脊液病毒检测中应用广泛。

（3）基因芯片检测技术　病毒基因芯片检测技术可通过扩增病毒样品后进行芯片杂交来确定病毒及亚型，可以在很短时间（数小时之内）用少量样品获得大量病毒信息。目前微阵列芯片及微流控芯片已成熟地应用于脑脊液病毒鉴定、分型分析，符合临床需求的广谱、快速、操作简单等特点。

（4）基因测序技术　病毒基因测序能够识别和鉴定病毒基因信息，一代测序技术可对病毒体的特定基因片段测序获得病毒鉴定信息，成本昂贵且数据量少。二代测序（NGS）能够同时测定多种病毒的保守基因序列，提供脑脊液病毒的基因组信息，具备高通量、无偏倚等特点。

（5）原位PCR杂交技术　该方法可以用于检测脑细胞或组织中病毒核酸的存在。

中枢神经系统病毒性感染病原学检验诊断流程图见图11-1。

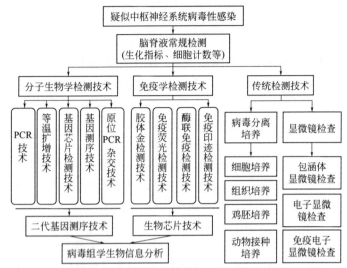

图 11-1　中枢神经系统病毒性感染病原学检验诊断流程图

（刘洋）

第二节　细菌学检测

中枢神经系统细菌性感染是神经外科术后常见并发症之一，具有较高的病死率。早期诊断和及时治疗对降低患者死亡率有重要意义。脑脊液病原学及相关生物标志物检测对于进一步确诊中枢神经系统细菌性感染具有决定性作用。

1. 细菌培养技术

脑脊液细菌培养是中枢神经系统细菌性感染诊断的重要指标，其主要包括脑脊液直接培养和脑脊液增菌培养两种形式，前者主要针对菌量较多的标本，尤其是脓性脑脊液标本，而后者则主要针对菌量较少的标本。细菌培养技术基于活菌生长，检测时间长，敏感性低，在临床应用上仍存在一定的局限性，需结合脑脊液常规及免疫学检测结果综合诊断。

2. 显微镜检查技术

脑脊液细菌涂片是最常见的细菌性脑（膜）炎诊断技术，其简单易行，但敏感性低下，而且受操作者的经验限制。采用细胞离心机富集细胞后涂片可显著提高阳性检出率。

3. 脑脊液免疫学检测技术

（1）生物化学标志物　脑脊液乳酸含量检测可以反映感染类型，是鉴别病毒感染和细菌感染的常用生化指标；脑脊液蛋白含量也与细菌性颅内感染密切相关；脑脊液酶学的改变也与感染病原体类型密切相关。

（2）免疫学指标　脑脊液抗体、补体检测缺乏特异性，已很少在临床中使用；脑脊液细胞因子如肿瘤坏死因子 α 及 IL 均与细菌感染密切相关，但检测方法复杂、价格昂贵及无法确定参考区间，而在临床中应用较少。

4. 分子生物学检测技术

（1）PCR 技术　PCR 技术已经广泛应用于中枢神经系统细菌性感染的诊断，其不需要进行培养，具备较高的敏感性和特异性，目前主要包括荧光定量 PCR、多重 PCR 等技术。

（2）等温扩增技术　以 LAMP 最为常见，可结合芯片方式完成对多种细菌病原体快速检测。

（3）核酸杂交技术　广泛用于难培养或不能培养、生长缓慢的细菌检测，如军团菌、布鲁氏菌等，其因选择性探针及生物素的标记而具备较高的敏感性和特异性，但其只作为 DNA 的检测，无法反映细菌的活力。

（4）FilmArray 多重检测技术　一种可以同时检测脑脊

液中 14 种病原体的快速检测方法，包括大肠埃希菌、流感嗜血杆菌、单核细胞性李斯特菌、脑膜炎球菌、无乳链球菌、肺炎链球菌等，其还包括部分真菌及病毒检测，可在 1h 内完成检测。

（5）基因芯片检测技术　脑膜炎基因诊断芯片基于多种细菌基因探针建立，可在数小时内完成多种病原体的检测。其具备快速、准确、高通量等特点。

（6）二代基因测序技术　二代测序（NGS）能够同时测定脑脊液中所有细菌的基因组信息，完成对病原体高通量检测，目前已经逐步在临床上推广及应用。

中枢神经系统细菌性感染病原学检验诊断流程图见图 11-2。

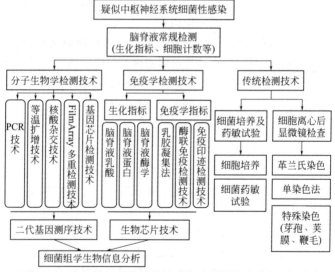

图 11-2　中枢神经系统细菌性感染病原学检验诊断流程图

（刘洋）

第三节　结核杆菌检测

在全球范围内，中枢神经系统结核性感染占有较大比例，其发病率和死亡率均很高，尤其是在儿童及 HIV 患者中。中枢神经系统结核性感染缺乏特异性临床表现，因此确诊困难。目前实验室诊断技术对中枢神经系统结核性感染诊断灵敏度和特异度较低，给临床早期诊断和及时治疗带来极大的挑战。

1. 结核杆菌培养技术

脑脊液结核杆菌培养是确诊中枢神经系统结核性感染的"金标准"，其主要包括脑脊液直接培养、脑脊液增菌培养及噬菌体生物扩增法等多种方法，但其诊断的灵敏度仍旧低下，且存在报告周期长、特异性较差等缺点。

2. 显微镜检查技术

脑脊液结核杆菌涂片是最简单易行的中枢神经系统结核性感染的检测方法，主要包括抗酸染色、荧光染色及免疫荧光染色等。采用细胞离心机富集细胞后涂片或漂浮集菌涂片可显著提高阳性检出率。

3. 脑脊液生物学标志物检测技术

（1）腺苷脱氨酶（ADA）　虽然脑脊液乳酸 ADA 检测诊断结核性脑膜炎仍未达成共识，但其是鉴别诊断结核性脑膜炎的一项简单可靠的实验诊断技术。脑脊液/血浆 ADA 比值对诊断结核性脑膜炎有重要意义，尤其是当比值≥1.19且氯化物比值≤0.93时诊断结核性脑膜炎的敏感度和特异度均较高。

（2）溴比试验（PBT）　口服或静脉注射溴化物后24～48h内同时测定血清及脑脊液溴化物含量，观察血-脑屏障通透性。本法需特殊仪器，并具备核素放射危害，不适用于临床推广应用。

（3）细胞因子指标　脑脊液中 γ 干扰素及 IL-8 等细胞因子的检测，可作为辅助诊断结核性脑膜炎的重要方法。

（4）宿主热休克蛋白（HSP）　脑脊液中 HSP-70、HSP-90 检测有助于结核性脑膜炎的诊断，其有较好的应用前景，但仍需要扩大样本进一步深入研究。

4. 免疫学检测技术

（1）细胞免疫技术　主要包括 γ 干扰素释放试验和 T-SPOT. TB，尤其是脑脊液单核细胞 RD-1 ELISPOT 检测有利于结核性脑膜炎的快速诊断。

（2）体液免疫技术　为基于酶联免疫检测技术及免疫电泳斑点技术对免疫球蛋白及结核抗原的检测，主要包括脂阿拉伯甘露聚糖、结核菌素纯蛋白衍生物、培养滤液蛋白 10、脑脊液结核抗体等。

5. 分子生物学检测技术

（1）PCR 检测技术　PCR 技术已经广泛应用于中枢神经系统结核性感染诊断，如 RT-PCR、荧光定量 PCR、多重 PCR 等。

（2）GeneXpert 技术　基于结核 RpoB 基因和利福平耐药相关序列而设立的独特定量 PCR 反应，其可同时完成脑脊液结核杆菌检测及利福平耐药基因相关检测。

（3）等温扩增技术　以 LAMP 最为常见，可结合芯片方式完成对结核杆菌快速检测。

（4）基因芯片检测技术　将多个探针固定在芯片上，并与标本中的 RNA 或 DNA 进行杂交而实现大规模遗传差异性分析。可用于脑脊液中结核杆菌鉴定及耐药基因检测。

（5）溶解曲线（HRM）分析　可用于结核杆菌鉴定及耐药基因检测，尚处于科研阶段，仍需要大量数据进一步深入分析。

（6）二代基因测序技术　二代测序（NGS）能够同时测定脑脊液中包含结核杆菌在内所有病原体基因组信息，目前已经逐步在临床上推广及应用。

中枢神经系统结核性感染病原学检验诊断流程图见图11-3。

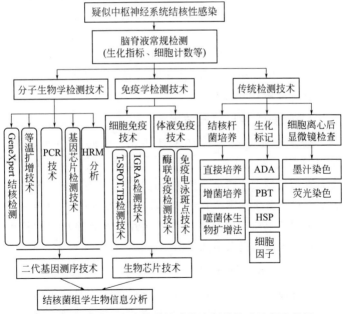

图 11-3 中枢神经系统结核性感染病原学检验诊断流程图

（刘菲）

第四节　真菌学检测

中枢神经系统真菌性感染最常见的真菌有念珠菌、曲霉菌、毛霉菌、隐球菌、酵母菌、诺卡菌及组织胞浆菌等。可分为弥漫性感染和局灶性感染，前者主要表现为脑膜炎，多见于新型隐球菌、白念珠菌、粗球孢子菌和荚膜组织胞浆菌；后者主要呈肉芽肿、脓肿样改变，常见致病菌为曲霉菌属、念珠菌属、接合菌亚纲和一些暗色菌属。由于真菌的生长速度缓慢，甚至部分真菌很难或无法在体外培养，导致临床对真菌诊断能力低下。中枢神经系统真菌性感染患者颅内压升高明显，脑脊液中细胞数和蛋白含量增高，葡萄糖和氯化物含量正常或稍低。但不具有特异性，有时曲霉菌感染患者的脑脊液检查可以为正常。

1. 脑脊液涂片镜检技术

脑脊液真菌涂片包括墨汁染色、乳酸棉酚蓝染色、KOH湿片、革兰氏染色、免疫荧光染色、六胺银染色等多种，在菌量较大或感染急性期脑脊液涂片可在镜下发现特征性的菌丝或分生孢子，其中以墨汁染色和免疫荧光染色最多见。采用细胞离心机富集细胞后涂片可显著提高阳性检出率，但其阳性率仍旧很低。

2. 脑脊液培养技术

脑脊液真菌培养是确诊中枢神经系统真菌性感染的"金标准"，其主要包括脑脊液直接培养、脑脊液增菌培养等多种，但其诊断的灵敏度仍旧低下，且存在报告周期长、特异性较差等缺点。

3. 病理学检查

组织病理学检查对于确定真菌在脑组织中感染十分重要，而且一旦在脑组织切片中发现真菌菌丝和/或孢子，即为诊断的有力证据。其结果与直接镜检和培养相结合对诊断的意义更大。

4. 免疫学检测技术

（1）真菌抗原检测　主要包括 1,3-β-D 葡聚糖检测、半乳甘露聚糖检测、隐球菌荚膜抗原检测，可有效地辅助诊断真菌感染，尤其是为念珠菌、曲霉菌及隐球菌感染提供诊断依据。

（2）真菌抗体检测　为基于酶联免疫检测技术及免疫电泳斑点技术对真菌特异性的免疫球蛋白检测，主要包括念珠菌 IgG 抗体、念珠菌 IgM 抗体、曲霉菌 IgG 抗体、曲霉菌 IgM 抗体等。

5. 分子生物学检测技术

（1）PCR 技术　PCR 技术已经广泛应用于中枢神经系统真菌性感染诊断，如真菌 28sRNA 核酸检测、念珠菌核酸检测、耶氏肺孢子菌核酸检测等。

（2）荧光原位杂交（FISH）技术　通常情况下不使用，但可以针对脑组织及细胞中的真菌采用真菌 rDNA 探针进行检测。

（3）基因芯片检测技术　将多个探针固定在芯片上，并与标本中的 RNA 或 DNA 进行杂交而实现大规模遗传差异性分析。可用于脑脊液中真菌菌鉴定及耐药基因检测。

（4）二代基因测序技术　二代测序（NGS）能够同时测定脑脊液中包含所有真菌在内所有病原体基因组信息，目前已经逐步在临床上推广及应用。

中枢神经系统真菌性感染病原学检验诊断流程图见图11-4。

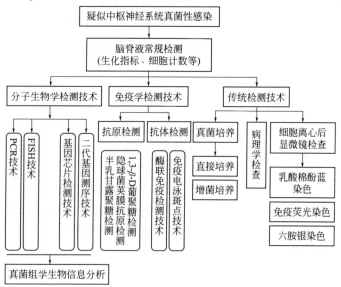

图 11-4　中枢神经系统真菌性感染病原学检验诊断流程图

（黄燕）

第五节　寄生虫检测

中枢神经系统寄生虫性感染有些是部分寄生虫引起的原发性感染，如原发性阿米巴脑膜炎、弓形虫病、广州管圆线虫病等；部分为寄生虫感染免疫力低下患者侵犯中枢神经系统，如疟疾、并殖吸虫病、脑囊虫病等；少部分则为寄生虫异位造成神经系统感染，如血吸虫病、旋毛虫病等。中枢神经系统寄生虫性感染主要包括脑部占位性病变、脑炎或脑膜脑炎、嗜酸性粒细胞脑膜炎三种类型。中枢神经感染寄生虫结果十分严重，且常与其他中枢神经系统疾病混淆，易被临床误诊。早期诊断并治疗是降低死亡率重要手段。

1. 病原体检查

在中枢神经系统寄生虫性感染中，检查出寄生虫病原体是确诊的依据。传统寄生虫中枢神经系统感染诊断主要根据临床诊断提供的线索，通过对脑脊液或脑组织标本中寄生虫及虫卵的观察及鉴定，为临床治疗和流行病学调查提供可靠的依据。其中部分肉眼可见的蠕虫和节肢动物，根据其标本来源和形态特征可作出初步判断；而对于部分肉眼无法观察到的寄生虫虫体、包囊、卵囊或虫卵则须借助显微镜观察。寄生虫检验结果的准确性取决于检验人员对寄生虫的形态、生活史、致病能力等基本技能的掌握程度，且病原学诊断方法检出率较低，对轻度及早期感染患者诊断不理想，易漏诊。部分寄生虫可以采用动物接种法检测。

2. 免疫学检测技术

部分寄生虫病难以根据症状或体征及病原检查作出诊断，需采取免疫学方法辅助诊断。在感染早期、轻度感染、隐性感染、异位寄生及在流行病学研究中，免疫诊断具有突出的优点。常用的免疫学诊断技术主要包括皮内试验和血清学诊断。

（1）皮内试验　属于速发型变态反应，可在短时内观察结果，阳性率可达 90% 以上，但特异性较低，寄生虫病之间有明显的交叉反应。因此不能作为确诊的依据，也不宜用于疗效评估，只能在流行区对可疑患者起过筛作用。

（2）血清学试验　包括沉淀反应技术、凝集反应技术和标记反应技术，可以用于对寄生虫感染后产生的特异性抗体、循环抗原及免疫复合物检测。具备较高的特异性、敏感性和可重复性，同时简单、经济、快速且易于在基层实验室开展。此外，部分免疫学检测方法还可以用于疗效评估。

3. 分子生物学检测技术

检测的靶物质为寄生虫基因组中特异性的 DNA 片段。当前主要的方法包括核酸分子杂交技术、PCR 技术、基因芯片检测技术、PCR-ELISA、寄生虫纳米生物传感器技术、环介导等温扩增技术（LAMP）等。此外还可以通过基因组测序技术对脑脊液及脑组织中所有病原体基因进行测定，并通过寄生虫基因组学分析完成诊断。

中枢神经系统寄生虫性感染病原学检验诊断流程图见图 11-5。

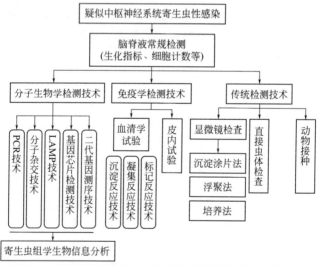

图 11-5 中枢神经系统寄生虫性感染病原学检验诊断流程图

（陈达标）

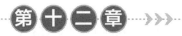

第十二章

中枢神经系统感染影像学表现及鉴别诊断

第一节 中枢神经系统病毒性感染

病毒性脑(膜)炎是常见的中枢神经系统感染性疾病，是由病毒感染脑实质为主，并经常累及脑膜(脑膜脑炎)，有时还可累及脊髓及神经根(脑脊髓炎、脑脊髓神经根炎)。病原体最常见的是单纯疱疹病毒(HSV)，其次为肠道病毒、带状疱疹病毒、巨细胞病毒、脊髓灰质炎病毒和柯萨奇病毒。单纯疱疹性脑炎(HSE)是由单纯疱疹病毒引起的中枢神经系统最常见的病毒感染性疾病，如不及时治疗，死亡率高，因此早期诊断和识别该病，避免漏诊和误诊尤为重要，加上病毒性脑(膜)炎影像学表现大同小异，故本处仅叙述单纯疱疹性脑炎的影像学表现。

1. 临床与病理

(1) HSE的临床表现有发热、头痛、呕吐和脑膜刺激征，临床表现多样，并且不具有典型性，因此该病的临床诊断会发生误诊、漏诊情况。单纯疱疹病毒是一种嗜神经DNA病毒，有两种血清型，即HSV-1和HSV-2。

（2）人类大约 90％的 HSE 由 HSV-1 引起，仅 10％的 HSE 由 HSV-2 所致，而且 HSV-2 所引起的 HSE 主要发生在新生儿。病理改变主要是脑组织水肿、出血、坏死，双侧大脑半球均可弥漫性受累，常呈不对称分布，其中脑实质中出血性坏死是其重要特征。

（3）HSE 的临床表现复杂多变，病情重，预后差，故早期诊断、及时治疗对预后具有决定意义。目前检测脑脊液中 HSV 特异性 IgM 抗体主要是用 ELISA，但是该方法在疾病的早期易出现假阴性。

2. 影像学表现

HSE 患者 MRI 病变的区域主要在额叶和颞叶，也可出现在枕叶，常常累及两侧额颞叶，颞叶内侧、额叶眶面以及扣带回出现病变的频率较高。HSE 病变的信号可表现为正常、长 T_1 长 T_2、短 T_1 长 T_2，其中多表现为长 T_1 长 T_2，提示病变的早期脑组织水肿比较常见，也可以出现出血（短 T_1 长 T_2），这些表现与其病理改变一致。

图 12-1 为单纯疱疹性脑炎 MRI 表现。

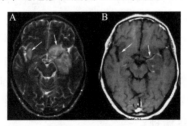

图 12-1　单纯疱疹性脑炎 MRI 表现

A. 轴向 T_2 加权像 MRI 显示双侧额颞叶（白色箭头）不对称增强信号（左侧＞右侧）；
B. 轴位 T_1 加权像 MRI 显示同一区域 T_1 低信号，脑膜明显强化（白色箭头）

（谭永明）

第二节 中枢神经系统细菌性感染

中枢神经系统细菌性感染根据累及范围分为脑脓肿及化脓性脑膜炎。

一、脑脓肿

1. 临床与病理

多表现为急性起病，发热多为高热、超过39℃，全身中毒症状明显，意识障碍、抽搐及视听力改变等脑实质损害和脑神经表现相对少见。常见的致病菌为金黄色葡萄球菌、链球菌和肺炎球菌等。细菌进入脑实质后经历急性脑炎期、化脓期、包膜形成期。

2. 影像学表现

急性化脓性脑炎阶段CT表现为边界模糊的低密度区和占位征象。脓肿形成后，低密度区内有时可见周边密度稍高的圆形低密度区，增强扫描后呈薄壁和厚度均匀，内外缘光滑的环状增强，可单房、多房或多发。硬膜下脓肿的MRI检查能显示典型的积液征象，能勾画出积脓的轮廓和大小。

（1）早期脑炎

① CT平扫为片状不规则低密度区，边缘模糊，占位效应明显，增强后早期可见不完整的强化环，延迟时环壁逐渐增厚，中心低密度逐渐缩小，并可出现结节状强化，有的邻近有脑回状强化，外周低密度水肿带明显。

② MRI T_1 像上中心略低信号，边缘不清，周围为低信

号水肿带，中线结构向对侧移位，脑室可见受压；T_2 像上中心为高信号，并与周围高信号水肿带融为一体，周围脑组织灰质和白质正常对比度消失，增强时多为不连续环状强化。

（2）晚期脑炎

① CT 平扫为低密度区中有略高密度环影，增强扫描可见完整的环状强化，延迟扫描与早期脑炎相似。

② MRI T_1 像上可见与脑脊液相似低信号区，边界不清，周围为低信号水肿；T_2 像上中心为似脑脊液样高信号灶，周围可见指状水肿，范围更广泛，周围脑组织灰质和白质正常对比度消失，增强扫描可见完整的强化环。

（3）早期包膜期

① CT 平扫见低密度灶中间有一完整的略高密度环，增强扫描可见完整的强化环，延迟扫描病灶中心不强化。

② MRI T_1 像上中心为略高于脑脊液的低信号区，其外为等信号或略高信号环状影，周围为低信号水肿带；T_2 像上高信号坏死灶周围有一低信号暗带，壁薄，光滑不连续。

（4）晚期包膜期 CT 和 MRI 相邻层面出现小结节性强化灶具有特征性，其病理基础是由于脓肿内压力过高，使脓肿壁薄弱区破溃而形成"子脓肿"，而脓肿中心坏死区内压力一般较低。最近报道，灌注加权成像（PWI）和质子磁共振波谱分析能及时准确诊断。

图 12-2 为硬膜下脓肿 MRI 表现。图 12-3 为硬膜外脓肿 MRI 表现。图 12-4 为脑实质内脓肿 MRI 表现。

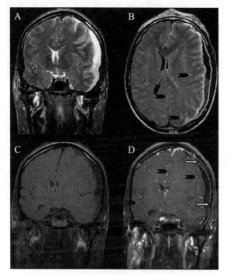

图 12-2　硬膜下脓肿 MRI 表现

A. 冠状位 T_2 加权像 MRI 显示为硬膜下新月形高信号；B. 轴位 FLAIR 显示硬膜下间隙前缘低信号影，后段等信号影。此外，蛛网膜下腔间隙见高信号（黑色箭头）。对比前 C 和对比后 D T_1 加权像 MRI 显示周围增强（白色箭头），以及脑膜增强（黑色箭头）

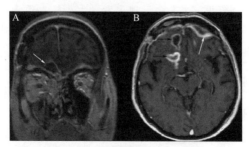

图 12-3　硬膜外脓肿 MRI 表现

A. 冠状位 T_1 加权像 MRI 显示在右下额叶（白色箭头）附近有一个缓慢的、周边增强的轴外流体聚集；B. 轴位 T_1 加权像 MRI 显示左侧额叶（白色箭头）附近有一个缓慢的、周边增强的轴外流体聚集，另外可见实质内脓肿（黑色箭头）

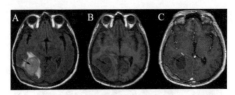

图 12-4　脑实质内脓肿 MRI 表现

A. 轴位 FLAIR MRI 显示高信号病变（黑色箭头），周围水肿，肿块。轴向造影前 B 和造影后 C T_1 加权像 MRI 显示脑实质内低信号病变，周围增强

3. 鉴别诊断

影像学诊断脑脓肿时应注意与脑胶质细胞瘤、结核瘤和囊虫病相鉴别。

（1）在增强 CT 中，典型脑脓肿周围有厚薄一致的增强密度影即环形强化，其外围为不规则低密度水肿带，环形强化中心为低密度的液性坏死区。

（2）少数胶质瘤也有中心低密度区，但强化影边缘常不整齐，厚薄不一。

（3）脑结核瘤典型的 CT 图像为环状强化和中心钙化或点状强化构成靶样征。

（4）脑囊虫病 CT 多呈现多发、大小较一致病灶，部分病灶中可见头节，且一般较少强化，周围水肿带轻或无，脑脊液和血清囊虫抗体检测有助于诊断。

二、化脓性脑膜炎

1. 临床与病理

（1）临床表现主要有头痛、精神异常、发热和脑膜刺激征。腰椎穿刺脑脊液压力升高，涂片可查到致病菌，白细胞及蛋白含量明显升高。

（2）软脑膜及大脑浅表血管扩张充血，蛛网膜下腔大量脓性渗出物覆盖脑表面，并沉积于脑沟及脑基底池，脑膜粘连、增厚，形成脑积水（梗阻或者交通），也可以压迫脑神经。

2. 影像学表现

（1）化脓性脑膜炎的 CT 表现，病变进展时，基底池、纵裂池密度增高，增强扫描可见脑膜及皮质线状强化，邻近脑室密度减低。后期脑底池或中脑导水管粘连可致梗阻性脑积水。常常伴有硬膜下积液。

（2）MRI 表现为蛛网膜下腔变形，T_1 信号增高，T_2 呈高信号；增强扫描示蛛网膜下腔有不规则强化。

图 12-5 为化脓性脑膜炎影像学表现。

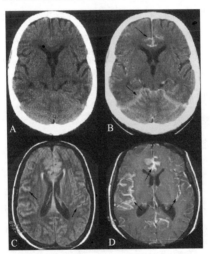

图 12-5　化脓性脑膜炎影像学表现

A. 平扫 CT 未见明显异常；B. 增强 CT 显示脑膜明显增强（黑色箭头）；C. 轴向 FLAIR MRI 示蛛网膜下腔高信号（黑色箭头）；D. 轴位 T_1 加权像 MRI 显示广泛的脑膜增强（黑色箭头）

（雷弯）

第三节 中枢神经系统结核性感染

1. 临床与病理

（1）颅内结核的首发症状均有发热，且热度较高，在39℃以上，常伴有明显的全身中毒症状，视神经乳头水肿发生率低，且多为轻度，视听力改变、脑疝发生相对少见。而意识障碍和抽搐则较常见，说明结核性脑膜炎常侵犯脑实质。脑脊液变化明显的特点是蛋白质含量升高最为显著。

（2）依据病灶侵犯部位分为单纯脑实质结核、结核性脑膜炎和同时具有脑实质结核和结核性脑膜炎的混合型3种类型。颅脑 CT、MRI 检查可为确定病变部位、病损类型、累及范围提供准确的定位、定性诊断依据，对判定病情、临床治疗及评价预后有重要价值。

2. 影像学表现

（1）结核性脑膜炎

① 结核性脑膜炎多见于脑底部脑膜，单纯局限于脑皮层者罕见。

a. 急性期脑膜弥漫性炎症反应和脑膜散在结核结节，坏死组织进入蛛网膜下腔，引起脑积液循环受阻，反应性血管痉挛，或炎症侵犯血管引起血管闭塞，可导致脑梗死。

b. 慢性期软脑膜与蛛网膜增厚、粘连、钙化，引起脑积水。

c. CT、MRI 检查早期未见异常或仅轻度脑积水，脑底部的脑脊液间隙变形或闭塞，密度增高，晚期可见斑片样钙化，增强后脑膜斑片或脑回样强化，有时脑沟、脑池强化呈铸样，如合并结核瘤，病灶环状或结节强化。

② 鉴别诊断：

a. 其他病菌引起的脑膜炎，影像学表现相似，均为脑膜增厚与强化，但结核性脑膜炎病变多在脑底部，如合并结核瘤，出现环状或结节强化，应该考虑结核性脑膜炎。

b. 癌性脑膜炎，有原发肿瘤病史，脑膜增厚与强化呈弥漫性，往往伴有脑实质内转移瘤。

图 12-6 为结核性脑膜炎影像学表现。

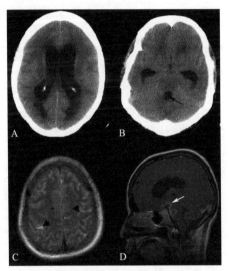

图 12-6　结核性脑膜炎影像学表现

A、B 图示 CT 平扫显示脑室系统扩张，基底池变窄，第四脑室扩张（黑色箭头），提示交通性脑积水。C. 轴向 FLAIR MRI 显示蛛网膜下腔信号增高（黑色箭头）。矢状位 T_1 加权像 MRI 增强显示脑底池脑膜明显增厚以及环形增强病灶（白色箭头）

（2）结核瘤　结核瘤是结核引起的慢性肉芽肿组织，60%呈多发，多见于脑皮层，亦可侵犯深部和脑膜。CT、MRI 表现多样。

① 早期结核结节（未成熟结核结节），富含炎性细胞，胶原纤维含量少。

a. CT 平扫表现为低或等密度，周围水肿明显，呈大片低密度，增强后结节样强化。

b. MRI 信号特点 T_1WI 上呈低信号，T_2WI 上呈高信号，FLAIR 序列明显高信号，DWI 弥散受限，增强后结节样强化。

② 晚期结核结节（成熟结核结节），病灶中心为干酪性物质。

a. CT 平扫表现为等或高密度，部分出现钙化，灶周水肿较前减轻，增强后环形或结节样强化。

b. MRI 信号为 T_1WI 呈低或等信号，在 T_2WI 上呈低或等信号，FLAIR 序列略高信号，增强后环形或结节样强化。当结核结节中心干酪性物质液化坏死后，MRI T_2WI 信号特点为中心呈高信号，外周低信号，最外围高信号，就形成了病灶由中心向外典型的"靶征"表现。环壁与环内物质 T_2WI 信号的高低反映出结核瘤炎性反应的程度和病史的长短。

③ 多发性脑结核瘤在不同时期其影像特点不同，干酪样物质、肉芽组织、胶原纤维、钙化等成分的比例决定了病灶在 T_2WI 上的信号特征。合并结核性脑膜炎、室管膜炎时，脑膜、室管膜增厚、粘连。

④ 鉴别诊断：

a. 化脓性脑膜炎或脑脓肿：增强后 CT、MRI 均为环形或结节样强化，但结核瘤往往多发，病灶较小，灶周水肿轻，晚期钙化率高。

b. 转移瘤：进展快，灶周水肿较结核瘤更明显，无钙化，一般无脑膜强化，有原发肿瘤病史；且两者磁共振

ADC 值差异可鉴别。

c. 脑囊虫病：病灶囊性，壁薄，往往散在、多发，病灶小，血清免疫学抗体阳性。

d. 海绵状血管瘤：两者均可呈短 T_1 短 T_2 信号，但海绵状血管瘤周围常有低信号含铁血黄素环。

图 12-7 为结核瘤 MRI 表现。

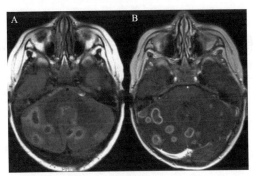

图 12-7　结核瘤 MRI 表现

A. 轴位 FLAIR MRI 显示小脑多发中央低信号病变，伴有轻度水肿；B. 轴位 T_1 加权像 MRI 显示多发环形强化病灶，中心低 T_1 信号

（3）结核性脑脓肿

① 结核性脑脓肿较少见，由结核肉芽肿坏死和液化形成，周围结核肉芽组织和反应性胶质增生，中央为结核性脓液。CT、MRI 表现：单发或多发圆形或椭圆形低密度区，灶周水肿明显，环形强化，环闭较厚。深部可侵入脑室，引起结核性脑室炎，可与脑膜炎、结核瘤并存，脑膜强化和结节或环状强化。

② 鉴别诊断：

a. 化脓性脑脓肿：发病率高，进展快，有环环相通等特点，晚期脓肿、灶周水肿轻；结核性脑脓肿少见，常壁厚，水肿明显，常与脑膜炎、结核瘤并存。

b. 胶质瘤：病灶占位效应明显，主要位于白质，环壁厚薄不均，不规则结节样或类环状强化，常有壁结节强化、囊变、出血。

（傅文山）

第四节 中枢神经系统真菌性感染

隐球菌颅内感染

1. 临床与病理

（1）隐球菌是最常见的一种直接侵犯中枢神经系统的真菌。隐球菌颅内感染的临床误诊率一直很高，没有得到及时、正确诊治是本病预后不佳的一个重要因素。

隐球菌颅内感染可发生于免疫功能正常的人群，但在慢性疾病的基础上更易患病，导致脑脊液中缺乏抗体和补体激活系统，并且其中的多巴胺有利于隐球菌生长。起病多为亚急性和慢性，少数为急性，首发症状均为发热、头痛、头晕、呕吐，但是上述症状均为非特异性的表现，初诊时易误诊为较多见的结核性脑膜炎或病毒性脑膜炎，对隐球菌颅内感染的鉴别有赖于临床提高警惕。当颅内高压症状显著，头痛剧烈且逐渐进展，早期出现视、听神经损害，而全身中毒症状相对较轻，脑脊液中蛋白含量正常或轻度升高，尤其当进行抗结核治疗而效果不明显时要考虑隐球菌颅内感染。

（2）隐球菌颅内感染主要侵犯脑膜和（或）脑实质，其主要病理改变是脑膜炎、脑膜脑炎、肉芽肿和血管炎等，可伴有脑组织充血、水肿及颅压增高等表现，CT 和 MRI 表现可相应反映其病理变化。

2. 影像学表现

隐球菌颅内感染的影像学表现可归纳为 3 种。

（1）基底节区或侧脑室旁病变

① 基底节区或侧脑室旁无强化的囊性密度/信号灶，即胶状假囊肿，为隐球菌荚膜所产生的黏液、胶状物质填充而扩张，形成的小囊腔，内含大量隐球菌，表现为斑点状、斑片状，单发或多发，大小约 0.5mm，边界清楚，增强扫描无明显强化。

② 基底节区的肉芽肿性病变，即隐球菌瘤，在病理上为特征性的慢性肉芽肿反应，包括巨噬细胞、淋巴细胞和异物巨细胞的浸润，伴有血-脑屏障破坏，病灶长径约 1～3cm，CT 平扫为高密度。MRI 表现为 T_2WI 序列呈等、稍低信号，T_2WI 序列呈高信号，增强后可见明显强化。

③ 颅内钙化少见，可能隐球菌引起的炎性反应较之其他形式颅内感染（如结核）相对轻微。

（2）脑膜病变 隐球菌性脑膜炎的脑膜强化表现为蛛网膜-软脑膜强化和全脑膜强化。感染性脑膜炎主要累及蛛网膜和软脑膜，同时脑膜炎症亦可累及全脑膜，表现为线样脑膜增厚及强化，脑膜强化和个体的免疫功能强弱有关。

（3）脑积水 脑膜炎症引起脑膜及脑表面血管明显充血，炎性细胞产生的渗出物填充蛛网膜下腔，易积聚于脑沟及脑池，造成脑脊液循环障碍导致脑积水。脑积水也可以是隐球菌颅内感染的唯一的影像学表现，特别是在病程较长的慢性期患者中。

3. 鉴别诊断

（1）结核性脑膜炎 在 CT 和 MRI 上表现为脑底部脑

池模糊，软脑膜增厚并出现明显强化，而隐球菌颅内感染也常累及基底池，但常常强化不如前者明显，且常合并有脑内病变，病灶部位如位于基底节区和侧脑室旁的血管周围间隙，表现为无强化的囊性病灶或明显强化的肉芽肿性病变，则提示隐球菌颅内感染可能性更大。

（2）病毒性脑炎　影像学上表现以脑实质病变为主，CT/MRI 上表现为双侧或单侧颞叶为中心，边界不清的异常密度/信号区，合并脑膜炎时增强扫描可见不规则线样强化，急性期 CT 扫描可见不规则的高密度点、片状出血。而隐球菌颅内感染时病变侵犯脑实质部位有所不同，多见于血管周围间隙，且常伴脑膜强化，可资鉴别。

图 12-8 为隐球菌颅内感染的 MRI 表现。图 12-9 为隐球菌颅内感染的影像学表现。

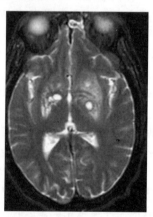

图 12-8　隐球菌颅内感染的 MRI 表现

轴位 T_2 加权像 MRI 显示双侧基底神经节内存在斑片状、局灶性高 T_2 信号异常（Imaging features of central nervous system fungal infections，KK Jain，SK Mittal，S Kumar，RK Gupta-Neurology India，2007）

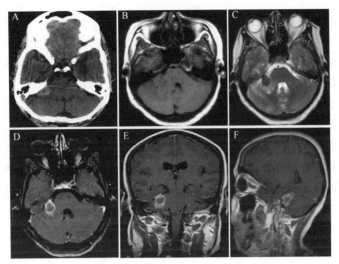

图 12-9　隐球菌颅内感染的影像学表现

A. 轴位 CT 图像显示右侧小脑脚内一圆形高密度病变；B. 后颅窝轴位 T_1WI MRI 显示右侧小脑脚内圆形等信号病变，周围边缘环形低信号影；C. 轴位 T_2 MRI 显示病灶明显低信号，周围见轻度水肿信号；D. 轴位 T_1 MRI 增强图像显示右侧桥脑小脑角区环形增强病灶；E. 冠状位 T_1WI MRI 增强图像显示环形增强病灶不规则分叶状边缘；F. 矢状位 T_1WI MRI 增强图像显示环形强化病灶，边缘不规则分叶

（李莎陵）

第五节　中枢神经系统寄生虫性感染

脑囊虫病

1. 临床与病理

（1）临床表现主要为意识和精神障碍，癫痫发作与智力

减退，锥体束征及锥体外系症状、小脑症状及脑积水、高颅压等，并可见皮下结节，多位于头部及躯干部。脑囊虫病又称为脑囊尾蚴病，系猪带绦虫幼虫寄生于脑部所致。实验室检查血清及脑脊液囊虫补体结合试验可为阳性。

（2）脑囊虫病为猪带绦虫的囊尾蚴经血行播散寄生于脑组织内形成，发病率约占囊虫病的 80%。按累及部位不同，可分为脑实质型、脑室型、脑膜型及混合型。脑实质内囊虫演变过程可分为四个阶段：囊泡期、胶样囊泡期、结节期和钙化期。

2. 影像学表现

（1）CT 表现

① 脑实质型：

a. 常位于皮髓质交界处。

b. 脑炎型表现类似其他类型脑炎，为脑白质内广泛低密度影，无强化。

c. 多发小囊型表现为脑实质内多发圆形、椭圆形低密度影，分布不均，典型者囊泡内可见小结节状等密度头节，增强扫描多不强化，少数可呈结节状或小环状强化。

d. 单发大囊型表现为脑实质内类圆形或略呈分叶状较大的低密度影，CT 值近似脑脊液密度，边界清晰，增强后不强化。

e. 多发结节或环状强化型表现为散在多发、不规则低密度影，周围水肿明显，增强扫描病灶中出现结节状强化或周围环状强化。

f. 慢性钙化型表现为脑实质内多发点状钙化影，周围无水肿。

② 脑室型：第 4 脑室、第 3 脑室或侧脑室内圆形、类圆

形囊状低密度影，边缘光滑。可致梗阻性脑积水。位于侧脑室者，病灶可随体位变化移动。

③ 脑膜型：外侧裂池、鞍上池等脑池内囊状低密度影，增强后囊壁可有强化。可见脑室对称性扩大。

④ 混合型：同时具备以上两型或以上表现。

（2）MRI 表现

① 脑实质型：

a. 囊尾蚴存活时，T_1WI 呈低信号，T_2WI 呈高信号，周围无水肿。

b. 头节呈 T_1WI 等信号。

c. 囊尾蚴死亡后，囊肿周围出现水肿。钙化期，T_1WI 及 T_2WI 均呈低信号。

d. 增强扫描，急性脑炎期、囊尾蚴存活的囊肿及晚期囊肿钙化时均无强化，囊尾蚴死亡后可见囊壁环状强化。

② 脑室型：脑室内囊肿表现为 T_1WI 稍高信号，囊壁为高信号细环，头节为高信号斑点状结节，T_2WI 囊肿呈高信号，与脑脊液高信号不能区分，壁及头节不能显示。增强后可见囊壁强化。

③ 脑膜型：MRI 显示比 CT 敏感，增强扫描能显示肉芽肿性脑膜炎所致的基底池强化。

④ 混合型：同时具备以上两型或以上表现。

3. 鉴别诊断

脑炎型需要与一般脑炎和脱髓鞘病变鉴别，单发大囊型需与蛛网膜囊肿、表皮样囊肿、囊性胶质瘤等鉴别。多发小囊型需与多发脑转移瘤和多发腔隙性脑梗死鉴别。

图 12-10 为脑囊虫病影像学表现。

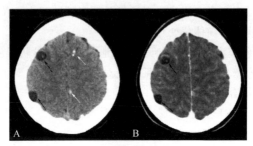

图 12-10　脑囊虫病影像学表现

A. 非对比 CT 图像显示钙化灶（白色箭头）和液体衰减灶、中央钙化灶（黑色箭头）；B. 对比增强 CT 显示液体衰减病灶无明显增强（黑色箭头）（图片由 NafiAygun，MD 提供。）

（徐佳丽）

参 考 文 献

[1] 葛善飞，刘菲．感染性疾病临床诊治红宝书［M］．北京：化学工业出版社，2018.

[2] 贾建平，陈生弟．神经病学［M］．北京：人民卫生出版社，2015.

[3] 吕传真，周良辅．实用神经病学［M］．上海：上海科学技术出版社，2014.

[4] 李兰娟，任红．传染病学［M］．北京：人民卫生出版社，2018.

[5] 杨柳青，刘映霞．中枢神经系统感染性疾病的鉴别诊断［J］．临床内科杂志，2017，11（34）：725-728.

[6] 徐文苑，况卫丰．桥本氏脑病临床特征及诊断分析(附2例报告)[J].中华神经精神疾病杂志，2011，37（2）：118-119.

[7] 中华医学会神经病学分会．中国自身免疫性脑炎诊治专家共识［J］．中华神经科杂志，2017，37（2）：91-98.

[8] 陈向军，李翔．抗N-甲基-D-天冬氨酸受体脑炎：一种新型自身免疫性脑炎［J］．中国现代神经疾病杂志，2013，13（1）：12-15.

[9] 张志雄，罗红波，石向群．麻疹病毒感染后导致脱髓鞘病变为主的脑炎1例［J］．卒中与神经疾病，2014，（5）：307-308.

[10] 梁丹丹．小儿流行性腮腺炎的临床诊治体会［J］．中国急救医学，2015，35（z2）：275-276.

[11] 成军，孙长贵．人腺病毒7型呼吸道感染与实验室检查［J］．中华检验医学杂志，2017，40（1）：4-6.

[12] 中国疾病预防控制中心．狂犬病预防控制技术指南（2016版）［J］．中国病毒病杂志，2016，6（3）：161-188.

[13] 王志远，刘炜青，钱丽娟，等．儿童流感并病毒性脑膜脑炎1例[J].中华实用儿科临床杂志，2019，34（2）：152-154.

[14] 胡长春，谢健．以癔症样发作为首发症状的变异型克-雅病一例［J］．中华精神科杂志，2013，46（2）：98.

[15] 靖冬来，孔雨，崔玥，等．加强家族性致死性失眠症的认识及诊断决策［J］．临床荟萃，2019，34（3）：101-105.

[16] 侯存军，邵志英，赵晓．亚急性硬化性全脑炎研究进展［J］．中华实验和临床感染病杂志（电子版），2017，11（3）：209-212.

[17] 高传平，蒋钢，段峰，等．艾滋病进行性多灶性白质脑病 MRI 表现分析［J］．中华放射学杂志，2016，(2)：138-139.

[18] 孙海民，刘晓溪，史福平，等．以精神异常为首发症状的 HIV 感染致进行性多灶性白质脑病 1 例报道［J］．卒中与神经疾病，2018，25 (2)：217，220.

[19] 刘磊，王佳伟，王得新．JC 病毒感染与进行性多灶性白质脑病［J］．中华神经科杂志，2011，44 (3)：209-211.

[20] Dalmau J，Gleichman AJ，Hughes EG，et al. Anti - NMDA - receptor encephalitis：case series and analysis of the effects of antibodies［J］. Lancet Neurol，2008，7 (12)：1091-1098.

[21] Tenembaum S，Chitnis T，Ness J，et al. Acute disseminated encephalomyelitis［J］. Neurology，2007，68 (16 Suppl)：23-36.

[22] Tselis A. Acute disseminated encephalomyelitis［J］. Curr Treat Options Neurol，2001，3：537-542.

[23] Young NP，Weinshenker BG，Parisi JE，et al. Perivenous demyelination：association with clinically defined acute disseminated encephalomyelitis and comparison with pathologically confirmed multiple sclerosis［J］. Brain，2010，133 (Pt 2)：333-348.

[24] uh-Lailam BB，Haven TR，Copple SS，et al. Anti—NMDA—receptor antibody encephalitis：performance evaluation and laboratory experience with the mati—NMDA—receptor IgG assay［J］. Clin Chim Acta，2013，421：1-6.

[25] Postal M，Costallat LT，Appenzeller S. Neuropsychiatric manifestations in systemic lupus erythematosus：epidemiology，pathophysiology and management［J］. CNS Drugs，2011，25：721-736.

[26] Zimmermann N，Goulart Corrêa D，Tukamoto G，et al. Brain morphology and cortical thickness variations in systemic lupus erythematosus patients：Differences among neurological，psychiatric，and nonneuropsychiatric manifestations［J］. Journal of Magnetic Resonance Imaging Jmri，2017，46 (1)：150.

[27] Govoni M，Bortoluzzi A，Padovan M，et al. The diagnosis and clinical management of the neuropsychiatric manifestations of lupus［J］.

Journal of Autoimmunity, 2016, 5 (74): 41-72.

[28] Boulanger JM, Coutts SB, Eliasziw M, et al. Diffusion-weighted imaging-negative patients with transient ischemic attack are at risk of recurrent transient events [J]. Stroke, 2007, 38: 2367-2369.

[29] Bmuwer MC, Tunkel AR, van de Beek D. Epidemiology, diagnosis, and antimicrobial treatment of acute bacterial meningitisi [J]. Clin Microbiol Rev, 2010, 23 (3): 467-492.

[30] Baizabal-Carvallo JF, Delgadillo-Marquez G, Estanol B, et al. Clinical characteristics and outcomes of the meningitides in systemic lupus erythematosus [J]. Eur Neurol, 2009, 61: 143-148.

[31] Brain L, Jellinek EH, Ball K. Hashimoto's disease and encephalopathy [J]. Lancet,1966, 2 (7462) : 512-514.

[32] Fujii A, Yoneda M, Ito T, et al. Autoantibodies against the amino terminal of alpha-enolase are a useful diagnostic marker of Hashimoto's encephalopathy. J Neuroimmunol, 2005, 162: 130-136.

[33] Nori S , Riu s Diaz F , Cuevas J, et al. Sensitivity and specificity of reflectance-mode conf ocal microscopy f or in vivo diagnosis basal cell carcinoma: A multicenter study [J] . J Am Acad Dermatol, 2004 , 51: 923-930.

[34] Vitaliani R, Zoccarato M, Vianello M, et al. Clinical, immunological and therapeutic aspects of autoimmune encephalitis [J]. Recent Pat CNS Drug Discov, 2008, 3: 16-22.

[35] Demaerel P, Van Dessel W, Van Paesschen W, et al. Autoimm- unemediated encephalitis. Neuroradiology, 2011, 53: 837-851.

[36] WHO Guidelines Approved by the Guidelines Review Committee. WHO guidelines on hepatitis B and C testing. Geneva, 2017.

[37] WHO Guidelines Approved by the Guidelines Review Committee. guidelines for the care and treatment of persons diagnosed with chronic hepatitis C virus infection. Geneva, 2018.

[38] Aiso M, Yagi M., Tanaka A, et al. Gilbert syndrome with concomitant hereditary spherocytosis presenting with moderate unconjugated hyperbilirubinemia [J]. Intern Med , 2017, 56 (6):

661-664.

[39] Caputo F, Domenicali M, Bernardi M. Diagnosis and treatment of alcohol use disorder in patients with end-stage alcoholic liver disease [J]. Hepatology, 2019, 70 (1): 410-417.

[40] Carbone M, Invernizzi P. Treatment of Pbc-a step forward [J]. Liver Int, 2017, 4: 503-505.

[41] Cheng M, Wu H, Liu X, et al. Metabolic profiling of copper-laden hepatolenticular degeneration model rats and the interventional effects of gandou decoction using UPLC-Q-TOF/MS [J]. J Pharm Biomed Anal, 2019, 164: 187-195.

[42] Chiong M A D, Racoma M J C, Abacan M A R. Genetic and clinical characteristics of filipino patients with gaucher disease [J]. Mol Genet Metab Rep, 2018, 15: 110-115.

[43] Chou R, Easterbrook P, Hellard M. Methodological challenges in appraising evidence on diagnostic testing for who guidelines on hepatitis B and hepatitis C virus infection [J]. BMC Infect Dis, 2017, 17: 694.

[44] Demirbas D, Coelho A I, Rubio-Gozalbo M E, et al. Hereditary Galactosemia [J]. Science Direct 2018, 83: 188-196.

[45] Ebrahimi A, Rahim F. Crigler-Najjar syndrome: current perspectives and the application of clinical genetics [J]. Endocr Metab Immune Disord Drug Targets, 2018, 18: 201-211.

[46] Elfar W, Jarvinen E, Ji W, et al. A novel Pathogenic ugt1a1 variant in a sudanese child with type 1 crigler-najjar syndrome [J]. drug metab dispos, 2019, 47: 45-48.

[47] Garcia Martinez J J, Bendjelid K. Artificial liver support systems: what is new over the last decade? [J]. Ann Intensive Care, 2018, 8: 109.

[48] Horta D, Escoda M R, Melcarne L. Hepatic glycogenosis: a Diagnostic challenge [J]. Rev Esp Enferm Dig, 2017, 109 (8): 599-600.

[49] Krivosheev A B, Krivosheev B N, Poteriaeva E L, et al. Clinical and biochemical syndromes of cadmium-Induced acute porphyrinopathy [J]. Ter Arkh, 2010, 82 (10): 65-70.

[50] Kwon O. An update in the treatment preference for hyperthyroidism [J] . Nat Rev Endocrinol，2018，14（7）：438.

[51] Management consensus guideline for hepatocellular carcinoma：2016 updated by the Taiwan liver cancer association and the gastroenterological society of Taiwan [J] . J Formos Med Assoc，2018，117（5）：381-403.

[52] Mavlikeev，M，Titova A，Saitburkhanova R，et al. Caroli syndrome：a clinical case with detailed histopathological analysis [J] . Clin J Gastroenterol，2018，12（12）：106-111 .

[53] Mensing B，Nowak A，Zweifel S，et al. Wilson's disease or hepatolenticular degeneration [J] . Ther Umsch，2018，4：241-248.

[54] Mitchell E，Gilbert M，Loomes K M. Alagille Syndrome. Clin Liver Dis，2018，4：625-641.

[55] Park S W Jun C H，Choi S K，et al. Hepatobiliary and pancreatic：a black liver of Dubin-Johnson syndrome [J] . J Gastroenterol Hepatol，2018，33（3）：562.

[56] Pizarro M D，Mamprin M E，Daurelio L D，et al. Experimental bio-artificial liver：importance of the architectural design on ammonia detoxification performance [J] . World J Hepatol，2018（10）：719-730.

[57] Pokorska-Spiewak M，Niezgoda A，Golkowska M，et al. Recommendations for the diagnosis and treatment of cmv infections. Polish society of epidemiology and infectious diseases [J] . Przegl Epidemiol，2016，70(2)：297-310.

[58] Popp F，Semela D，von Kempis J，et al. Improvement of primary biliary cholangitis（PBC）under treatment with sulfasalazine and abatacept [J] . BMJ Case Rep，2018 .

[59] Riveiro-Barciela M，Gironella M，Senin A，et al. Decompensated liver disease due to primary hepatic amyloidosis：is liver transplantation still mandatory? [J] Hepatology，2019，69（2）：2701-2703 .

[60] Russell S A，Sholzberg M，Mangel J，et al. Gaucher disease screening at a general adult hematology tertiary care centre：a prospective study

[J]. Int J Lab Hematol, 2018.

[61] Singh B, Srinivas B C. Chronic budd-chiari syndrome [J]. CMAJ, 2018, 4: E689.

[62] Stefan N, Haring H U, Cusi K. Non-alcoholic fatty liver disease: causes, diagnosis, cardiometabolic consequences, and treatment strategies [J]. Lancet Diabetes Endocrinol, 2018.

[63] Terziroli Beretta-Piccoli B Mieli-Vergani G, Vergani D. Autoimmune hepatitis: standard treatment and systematic review of alternative treatments [J]. World J Gastroenterol. 2017, (33): 6030-6048.

[64] Uehara D, Seki Y, Kakizaki S, et al. Long-term results of bariatric surgery for non-alcoholic fatty liver disease/non-alcoholic steatohepatitis treatment in morbidly obese japanese patients [J]. Obes Surg, 2018.

[65] Vanni E, Bugianesi E, Saracco G. Treatment of type 2 diabetes mellitus by viral eradication in chronic hepatitis c: myth or reality? [J] Dig Liver Dis, 2016, 48 (2): 105-111.

[66] Vasudevan V, Joshi D C. Promising advances in budd-chiari syndrome in children. Indian Pediatr, 2018, 10: 857-858.

[67] Wang M F, Li Y B, Gao X J, at al. Efficacy and safety of autologous stem cell transplantation for decompensated liver cirrhosis: a retrospective cohort study [J]. World J Stem Cells, 2018, 10 (10): 138-145.

[68] Wu L, Zhang W, Jia S, et al. Mutation analysis of the Abcc2 gene in Chinese patients with Dubin-Johnson syndrome [J]. Exp Ther Med, 2018, 16 (5): 4201-4206.

[69] Xie D Y, Ren Z G, Zhou J, et al. Critical appraisal of Chinese 2017 guideline on the management of hepatocellular carcinoma [J]. Hepatobiliary Surg Nutr, 2017, 6 (6): 387-396.

[70] Yoshida M, Osumi T, Imadome K I, et al. Successful treatment of systemic EBV positive T-Cell lymphoma of childhood using the smile regimen [J]. Pediatr Hematol Oncol, 2018, 35 (2): 121-124.

[71] Zhang H, Chen D, Liu C, et al. Diagnosis of two neonates with galactosemia by using next generation sequencing [J]. Zhonghua Yi

Xue Yi Chuan Xue Za Zhi，2018，35（2）：248-252.

[72] Zhou J，Wang H Z，Li Y C，et al. Clinical value of entecavir in improving chronic hepatitis B with insulin resistance and hepatogenic diabetes［J］. Zhonghua Gan Zang Bing Za Zhi. 2018，26（8）：618-620.

处方常用外文缩写表

项目	外文缩写	中文意义	外文缩写	中文意义
给药次数	qd	每日 1 次	q2d	每 2 天 1 次
	bid	每日 2 次	q1h	每小时 1 次
	tid	每日 3 次	q1/2h	每半小时 1 次
	qid	每日 4 次	q2h	每 2 小时 1 次
	qw	每周 1 次	q3h	每 3 小时 1 次
	qow	隔周 1 次	q4h	每 4 小时 1 次
	qm	每晨 1 次	q6h	每 6 小时 1 次
	qn	每晚 1 次	q8h	每 8 小时 1 次
给药时间	am	上午	aj	早餐前
	pm	下午	pj	早餐后
	qn	晚上	ap	中餐前
	st	立即	pp	中餐后
	once	临时	ac	晚餐前
	always	长期	pc	晚餐后
	dol dur	疼痛时	hs	临睡前
给药途径及部位	po	口服	ih;H	皮下注射
	us ent	外用	id	皮内注射
	pr	灌肠	ivgtt 或 iv drip	静脉滴注
	inhal	吸入	im	肌内注射
	pro nar	鼻用	iI	腰椎注射
	pro o	眼用	iv	静脉注射
	pro aur	耳用	ia	腹腔注射
	AST(et)	皮试	ip	胸腔注射